マンガでわかる

アスペルガー症候群
&
カサンドラ愛情剥奪《あいじょうはくだつ》症候群

西城サラヨ

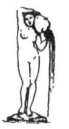

星　和　書　店

Seiwa Shoten Publishers

2-5 Kamitakaido 1-Chome
Suginamiku Tokyo 168-0074, Japan

主《おも》な登場人物

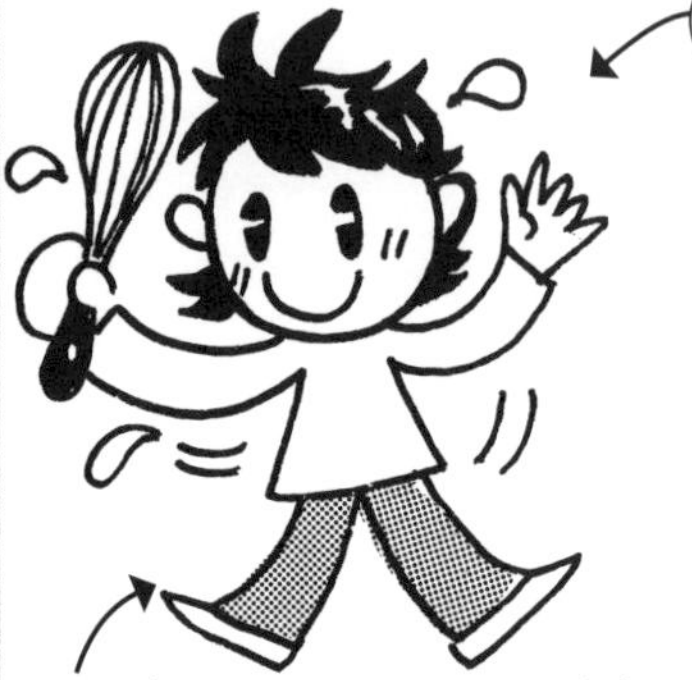

ヒデマロさんからあだ名で
「ニャンキー」と呼ばれていた

私

サラヨ

★精神科病棟のナース、保健所の保健師として勤務歴あり。
アスペルガー症候群（受け身型）の夫ヒデマロさんと結婚。
後にカサンドラ症候群となる。

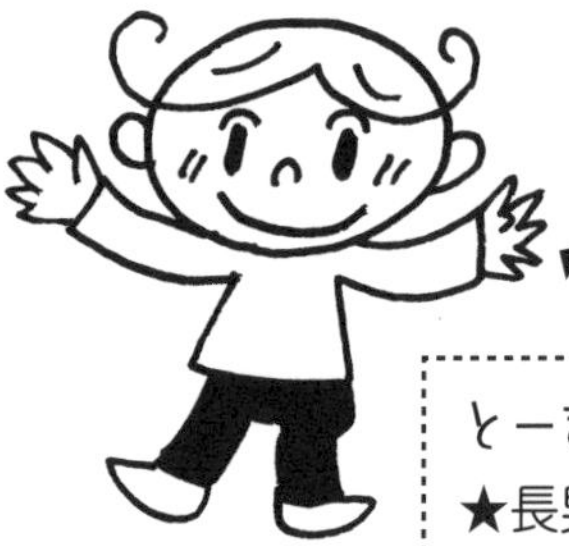

とーまくん

★長男

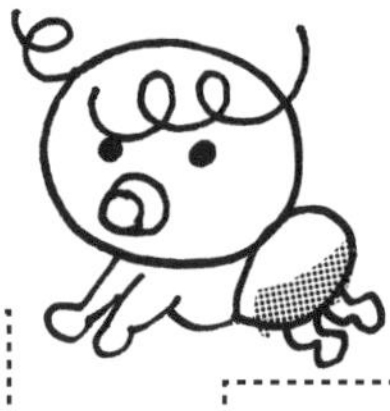

ぴーなちゃん

★長女

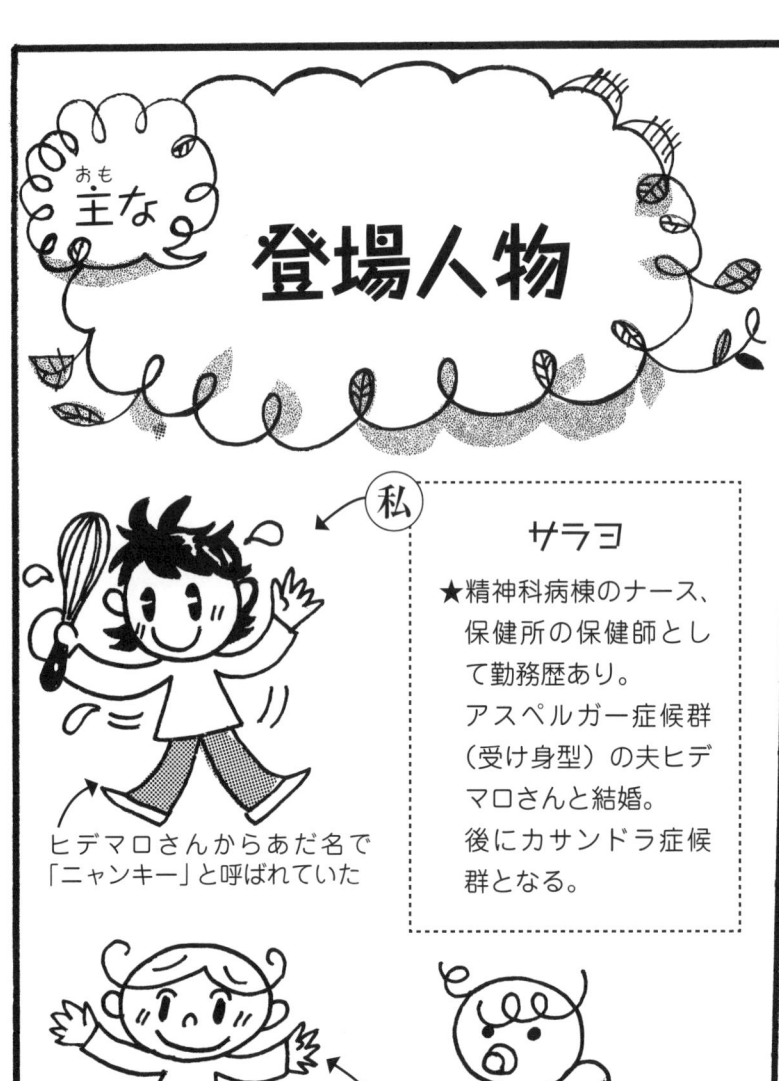

ヒデマロさん

★アスペルガー症候群（受け身型）。公務員として役所づとめ。人の気持ちを想像することが苦手。臨機応変なことが難しい。周りが自分にどうして怒りだすのかがわからない。

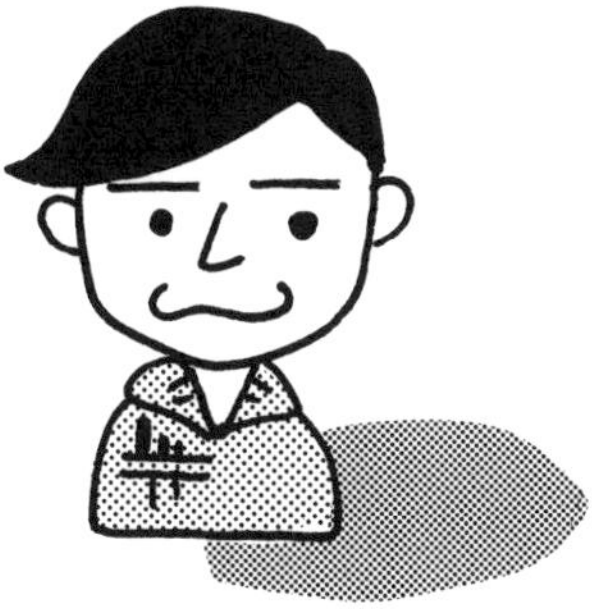

同じことのくりかえしや、人と関わらないことは得意。

サラヨと結婚……

周りが怒涛《どとう》の日々《ひび》に

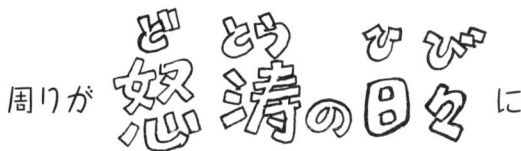

なってゆくのが なぜかわからない……

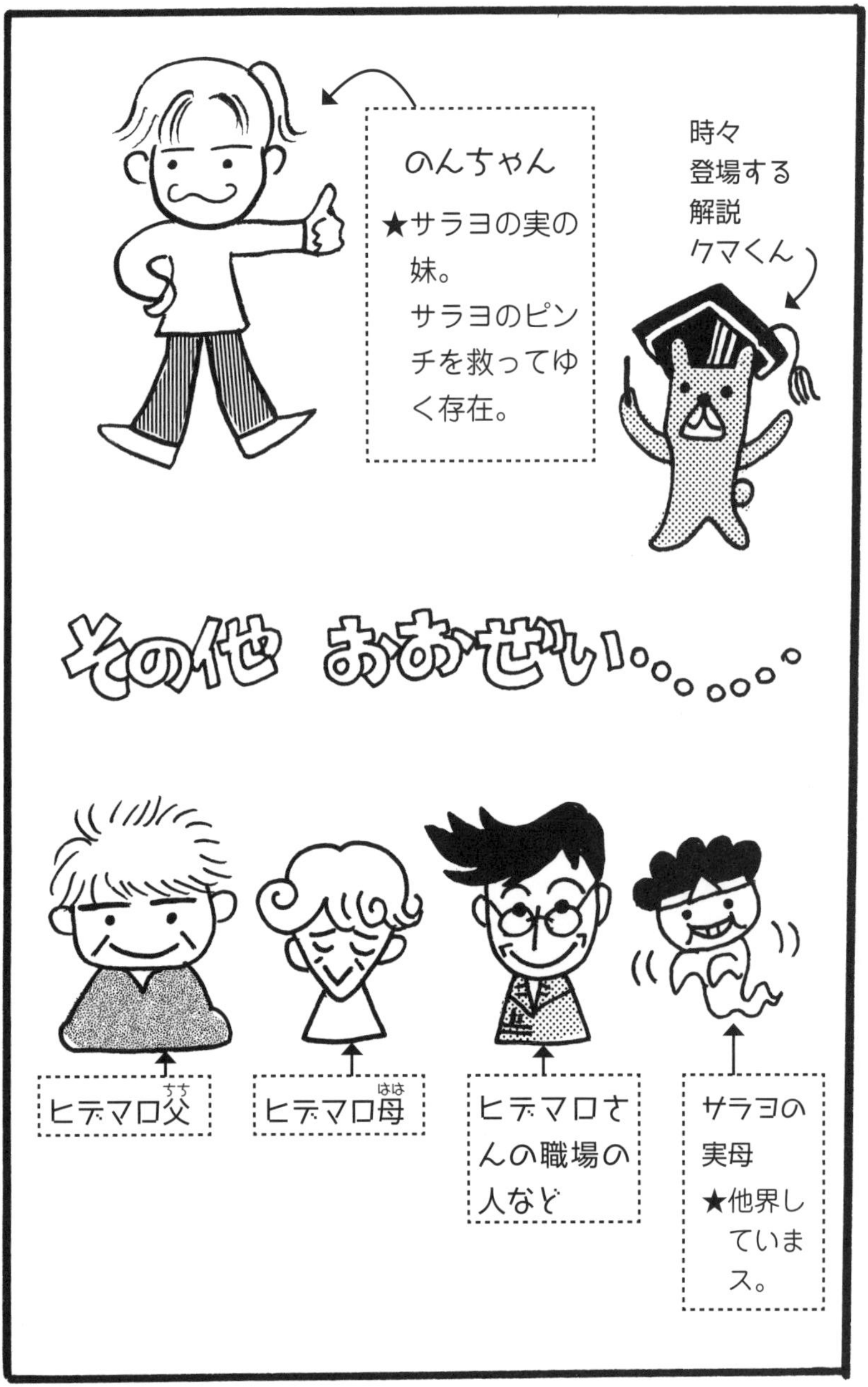
のんちゃん
★サラヨの実の妹。
サラヨのピンチを救ってゆく存在。
時々
登場する
解説
クマくん
その他 おおぜい。。。。。。
ヒデマロ父《ちち》
ヒデマロ母《はは》
ヒデマロさんの職場の人など
サラヨの実母
★他界しています。

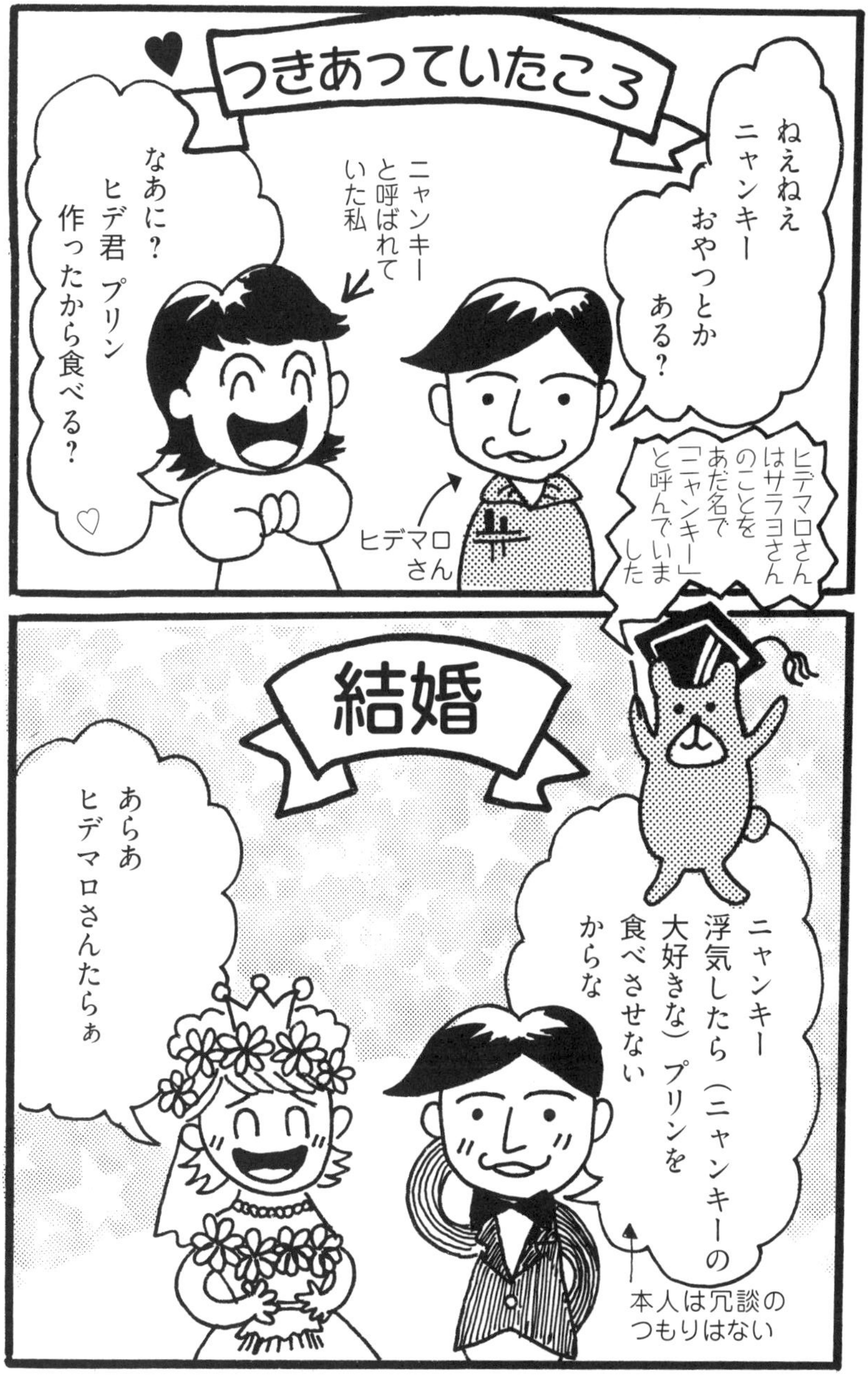

つきあっていたころ
ねえねえ ニャンキー おやつとか ある？
ニャンキーと呼ばれていた私
なあに？ ヒデ君 プリン 作ったから食べる？♡
ヒデマロさん
ヒデマロさんはサラヨさんのことをあだ名で「ニャンキー」と呼んでいました
結婚
ニャンキー 浮気したら（ニャンキーの大好きな）プリンを食べさせないからな
本人は冗談のつもりはない
あらあ ヒデマロさんたらぁ

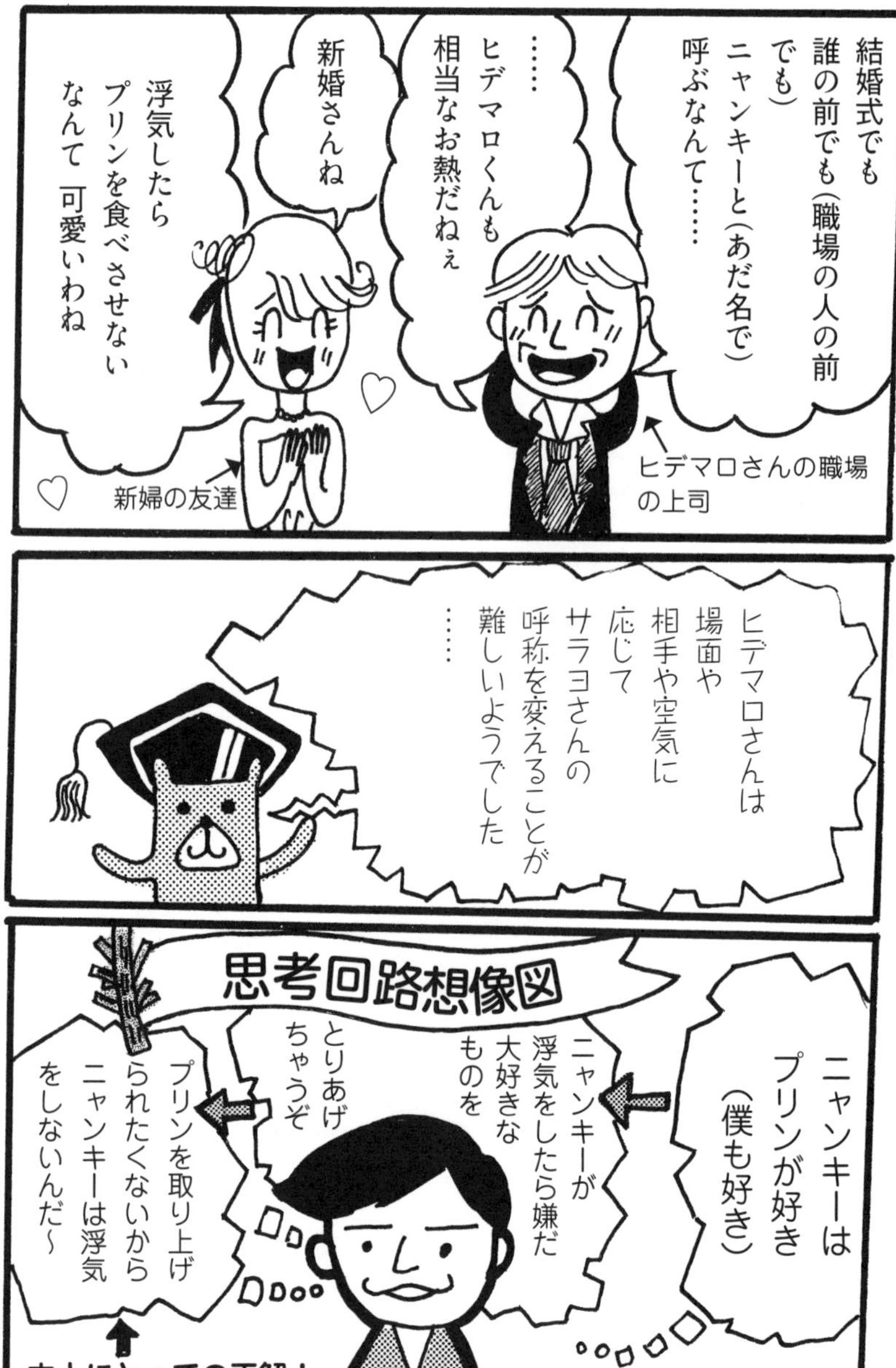
結婚式でも誰の前でも（職場の人の前でも）ニャンキーと（あだ名で）呼ぶなんて……
……ヒデマロくんも相当なお熱だねぇ
ヒデマロさんの職場の上司
新婚さんね
浮気したらプリンを食べさせないなんて 可愛いわね
新婦の友達
ヒデマロさんは場面や相手や空気に応じてサラヨさんの呼称を変えることが難しいようでした
……
思考回路想像図
ニャンキーはプリンが好き（僕も好き）
ニャンキーが浮気をしたら嫌だ大好きなものをとりあげちゃうぞ
プリンを取り上げられたくないからニャンキーは浮気をしないんだ～
本人にとっての正解！

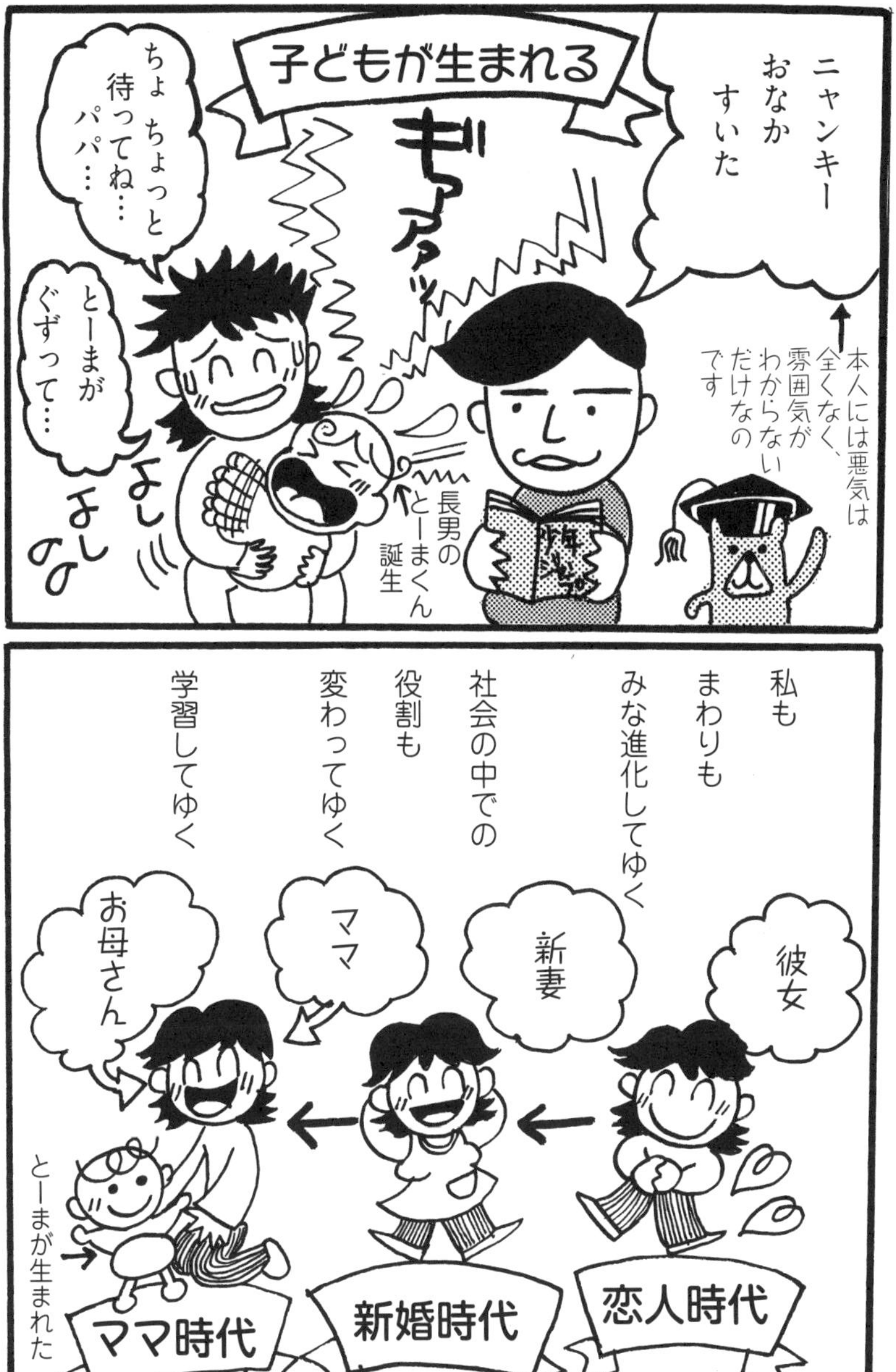
子どもが生まれる
ニャンキー おなか すいた
本人には悪気は全くなく、雰囲気がわからないだけなのです
ギャアァッ
ちょ ちょっと待ってね…パパ…
とーまがぐずって…
よしよし
長男のとーまくん誕生
私もまわりもみな進化してゆく
社会の中での役割も変わってゆく
学習してゆく
彼女
新妻
ママ
お母さん
恋人時代
新婚時代
ママ時代
とーまが生まれた

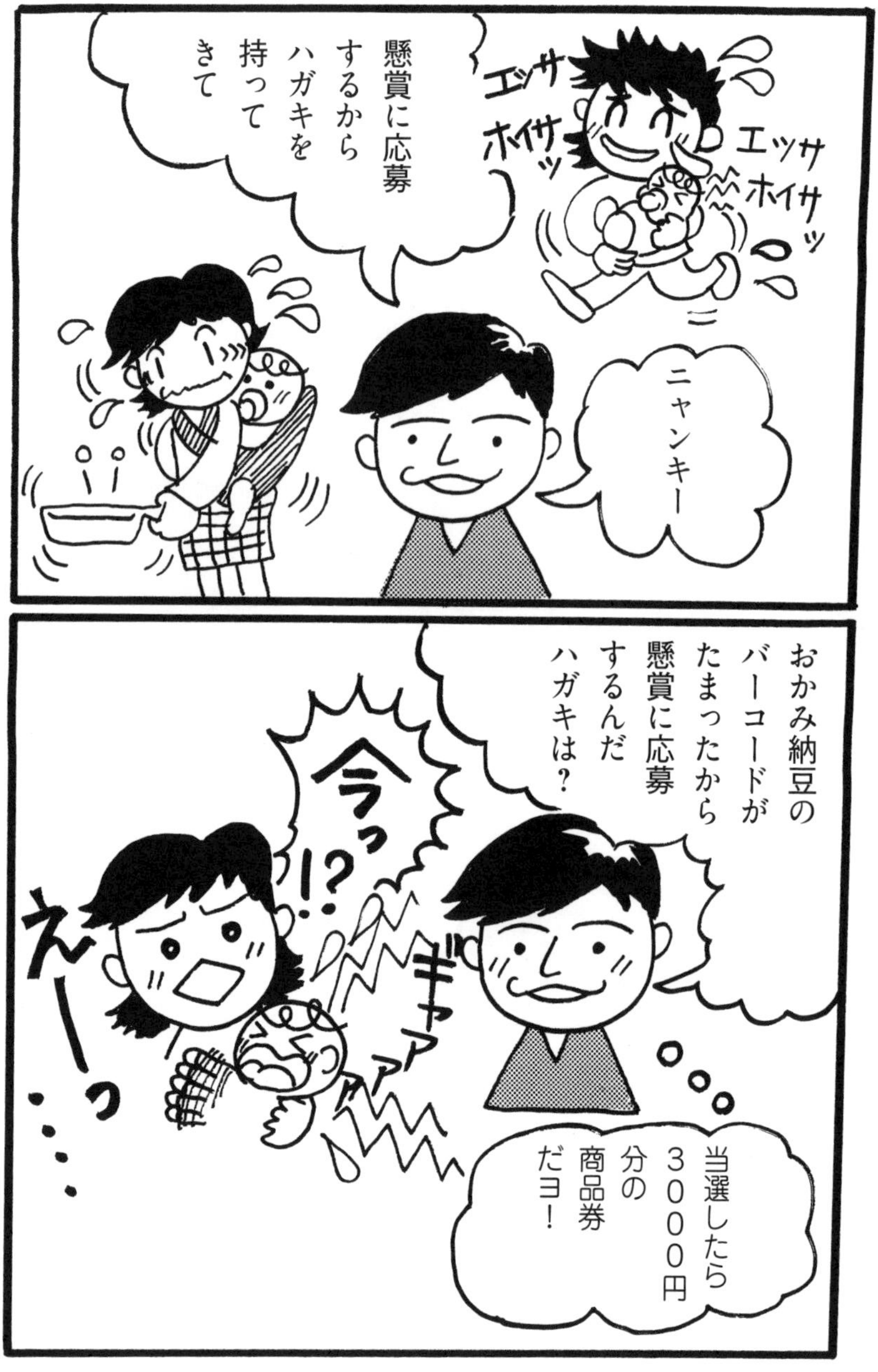
エッサ ホイサッ
エッサ ホイサッ
懸賞に応募するからハガキを持ってきて
ニャンキー
おかみ納豆のバーコードがたまったから懸賞に応募するんだハガキは？
当選したら3000円分の商品券だヨ！
今っ
!?
ギャアアア
えーっ……

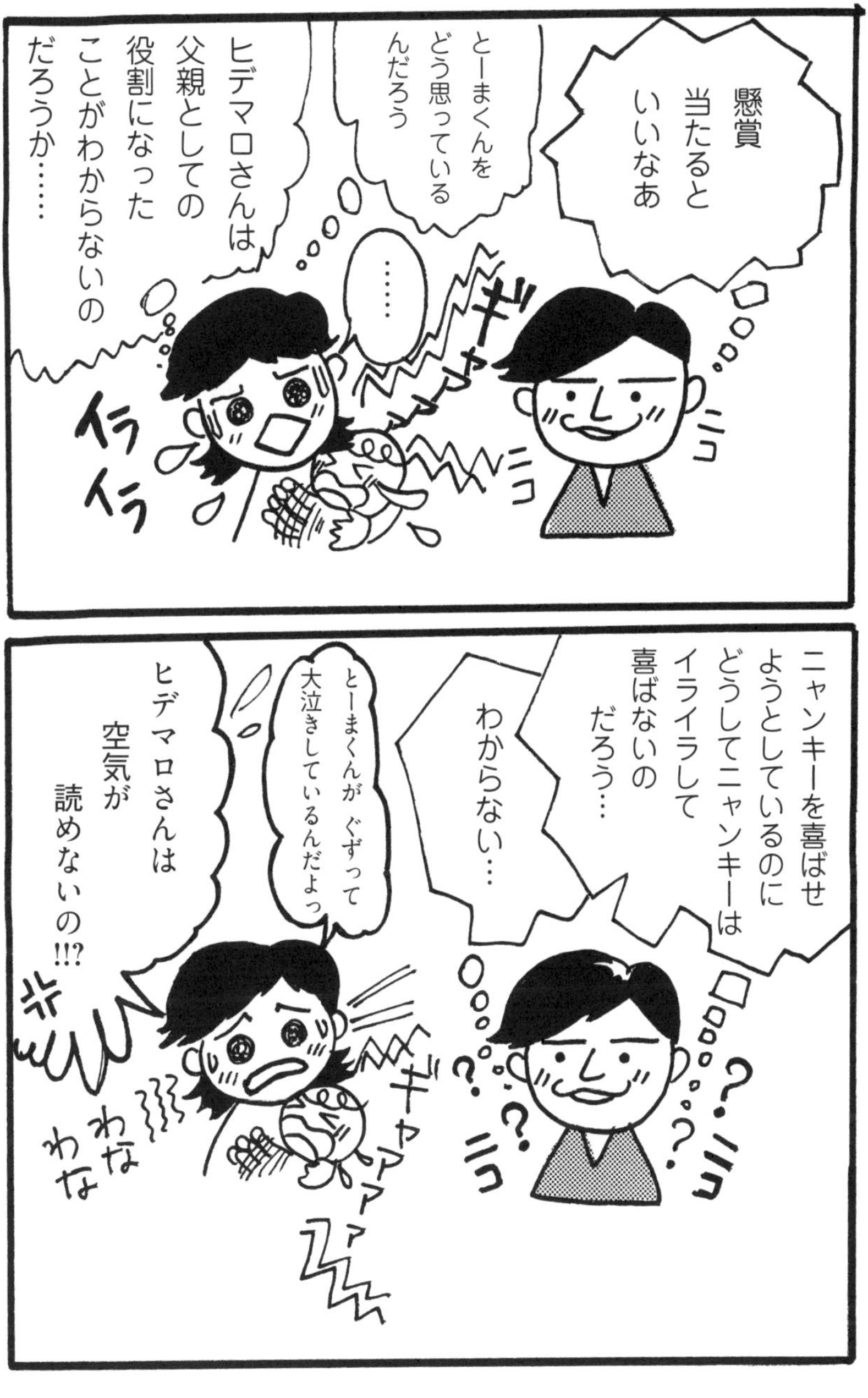

懸賞当たるといいなあ
ニコ
ギャアア
……
とーまくんをどう思っているんだろう
ヒデマロさんは父親としての役割になったことがわからないのだろうか……
イライラ
ニャンキーを喜ばせようとしているのにどうしてイライラしてニャンキーは喜ばないのだろう…
わからない…
ニコ
ギャアアア
とーまくんがぐずって大泣きしているんだよっ
ヒデマロさんは空気が読めないの!!?
わなわな

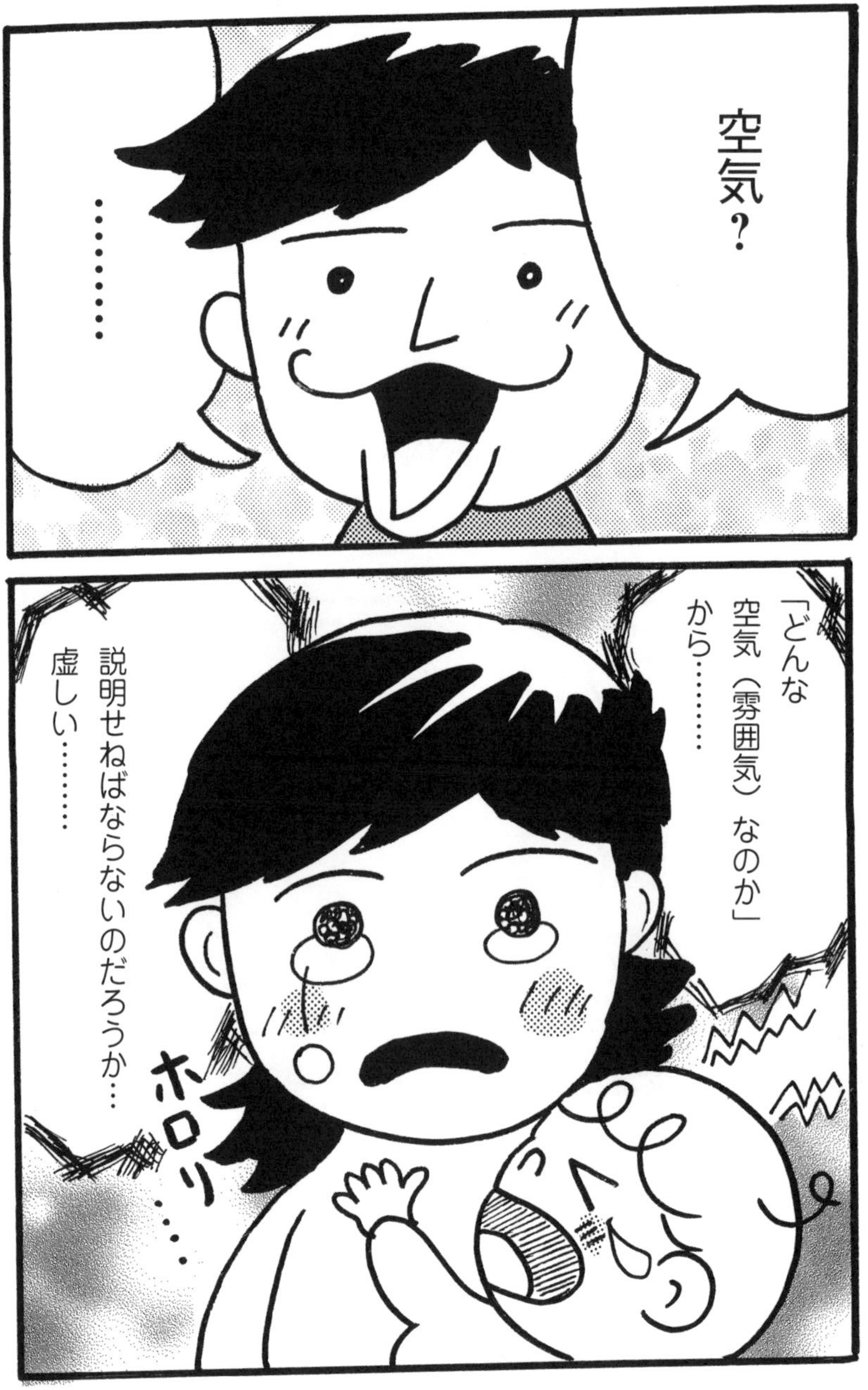
空気?
………
「どんな空気(雰囲気)なのか」から………
説明せねばならないのだろうか…
虚しい………
ホロリ……

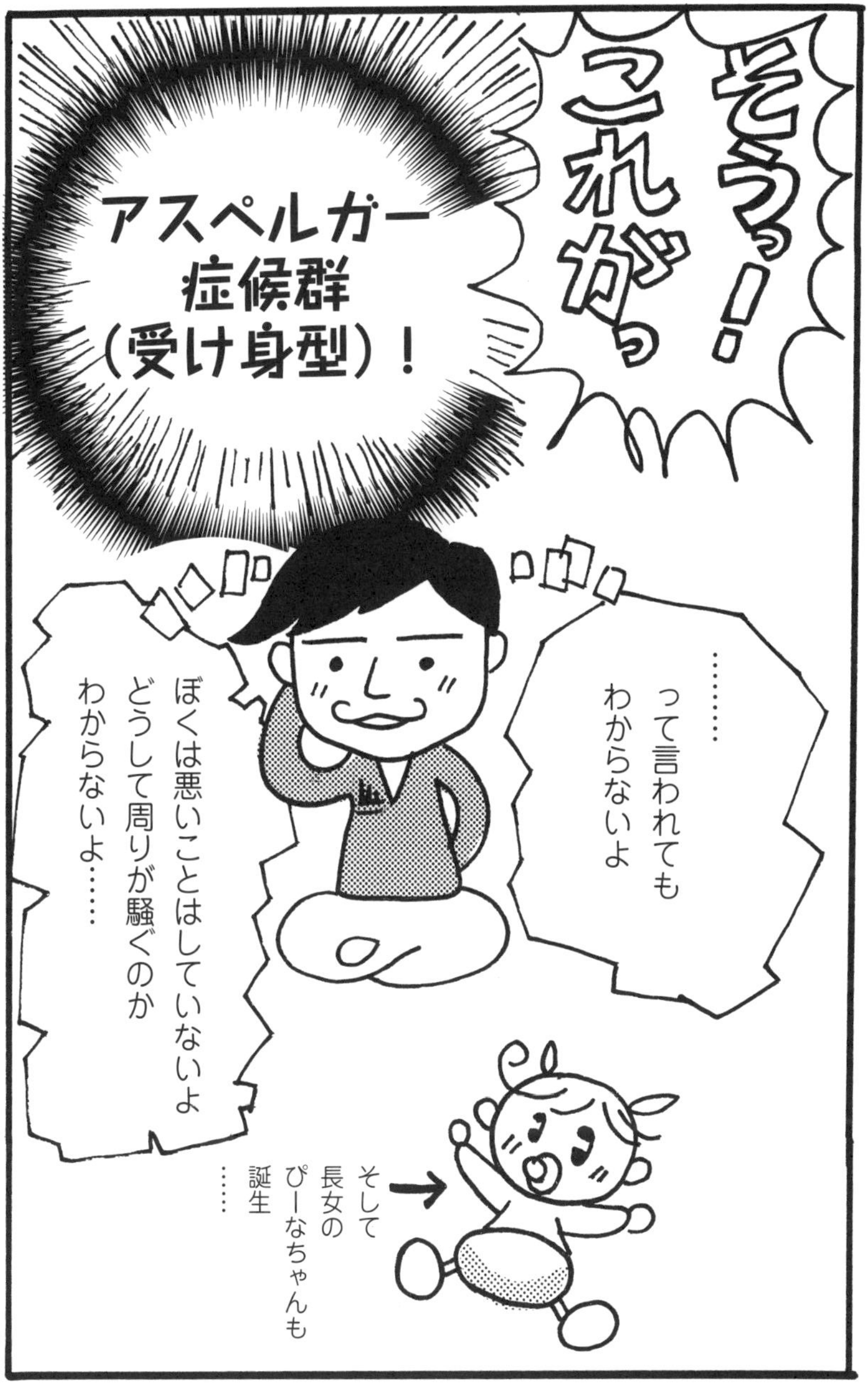

そうっ！これがっ
アスペルガー症候群（受け身型）！
……って言われてもわからないよ
ぼくは悪いことはしていないよ
どうして周りが騒ぐのか
わからないよ……
そして長女のぴーなちゃんも誕生……

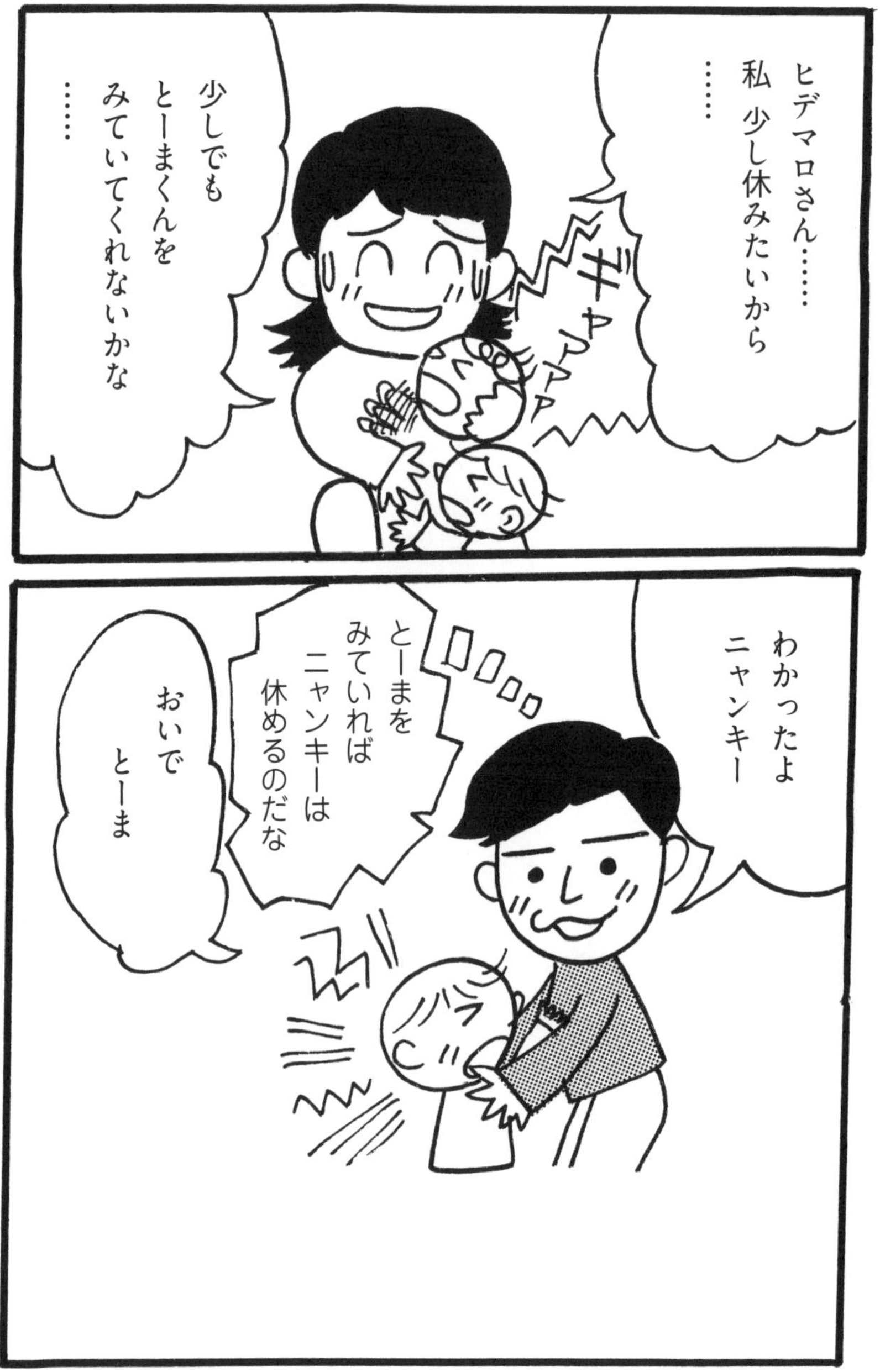
ヒデマロさん…… 私 少し休みたいから ……
ギャアアア
少しでも とーまくんを みていてくれないかな ……
わかったよ ニャンキー
とーまを みていれば ニャンキーは 休めるのだな
おいで とーま

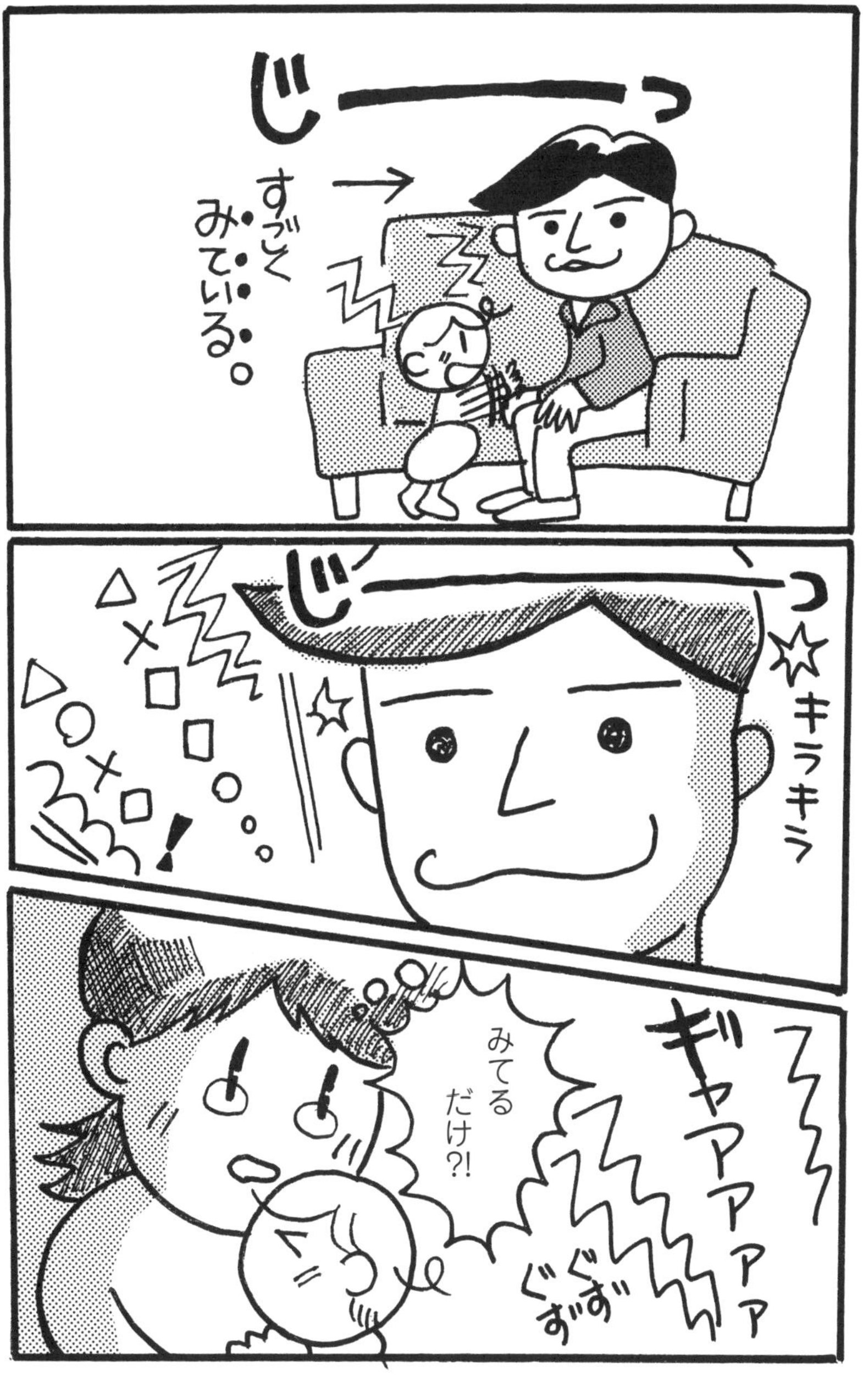
じーーーっ
すごくみている。
じーーーっ
キラキラ
ギャアアアア
ぐずぐず
みてるだけ?!

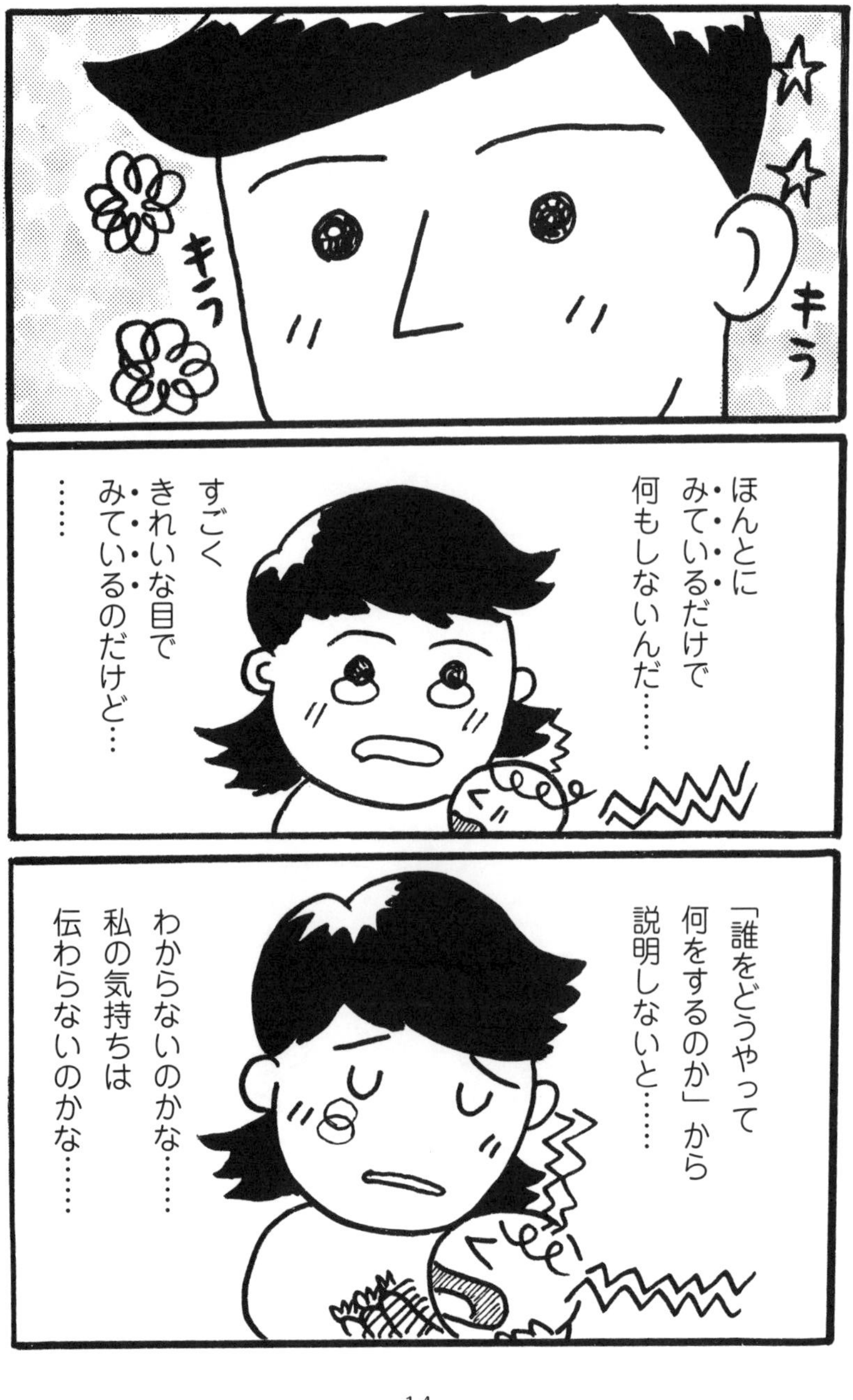

キラ
キラ
ほんとに
みているだけで
何もしないんだ……
すごく
きれいな目で
みているのだけど…
……
「誰をどうやって
何をするのか」から
説明しないと……
わからないのかな……
私の気持ちは
伝わらないのかな……

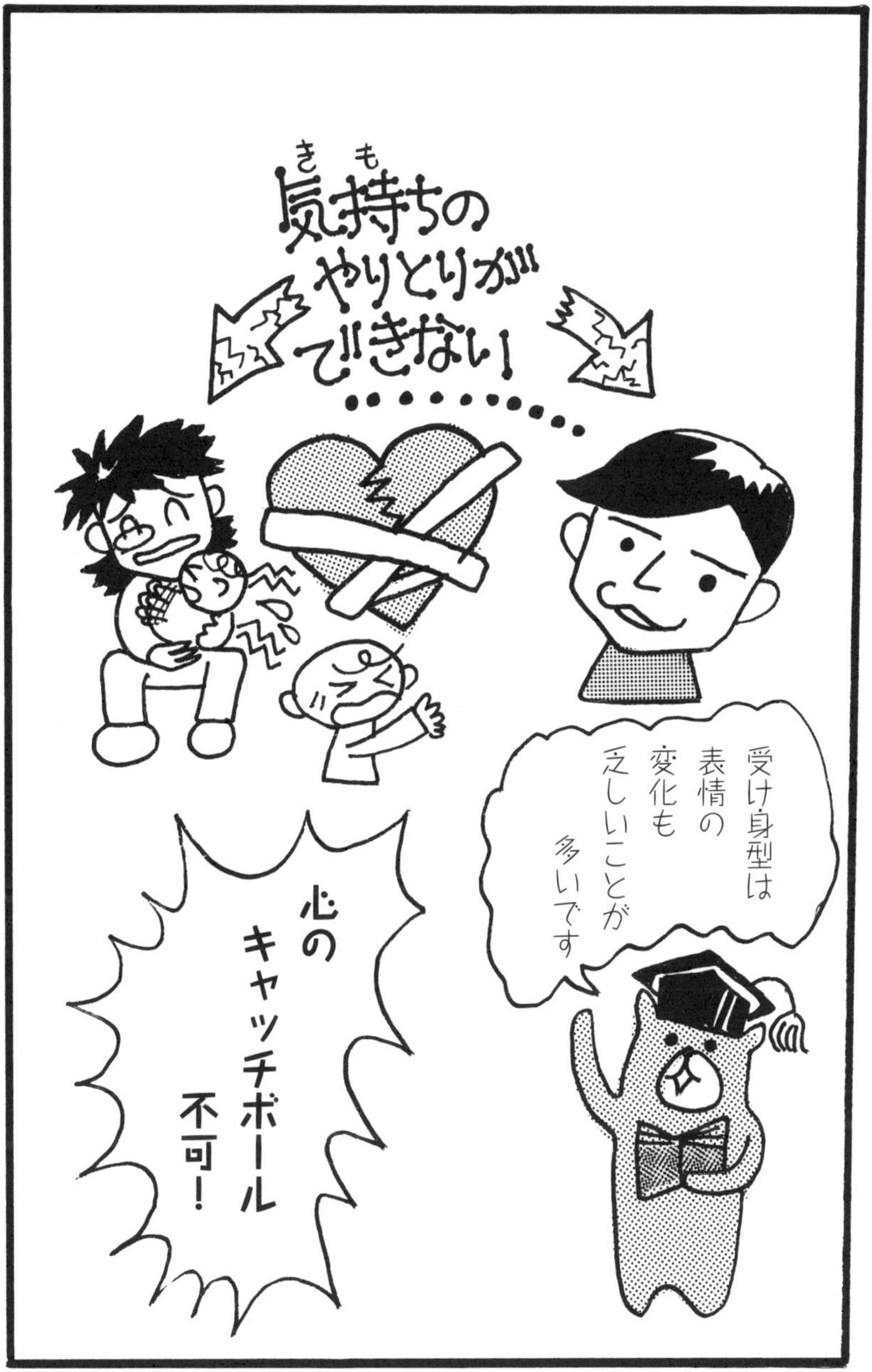
気《き》持《も》ちのやりとりができない！
受け身型は表情の変化も乏しいことが多いです
心のキャッチボール不可！

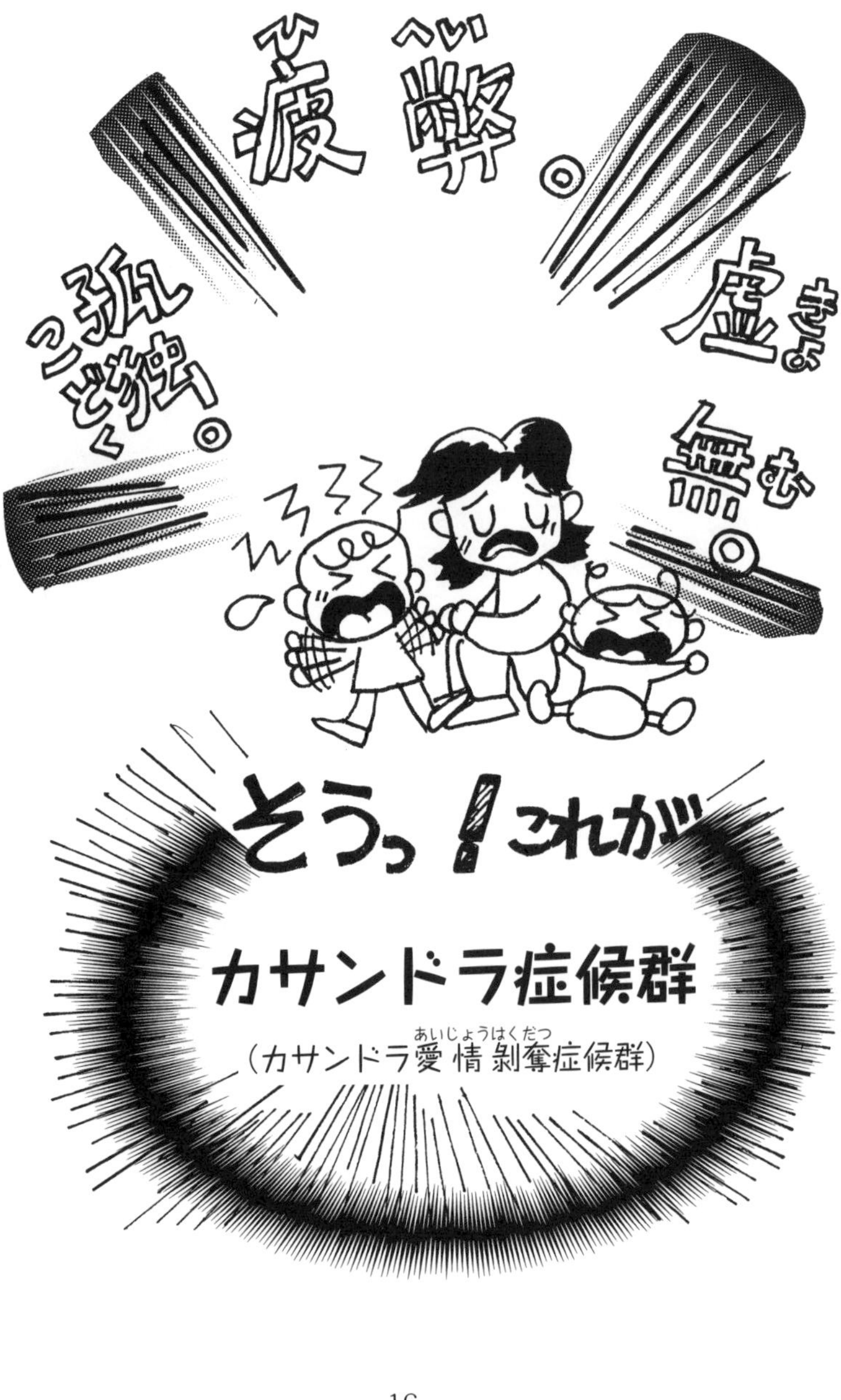
疲《ひ》弊《へい》。
虚《きょ》無《む》。
孤《こ》独《どく》。
そうっ!これが
カサンドラ症候群
(カサンドラ愛情《あいじょう》剝奪《はくだつ》症候群)

はじめに

アスペルガー症候群は発達障害のひとつですが、学力や語彙力《ごいりょく》の遅れがないために幼少期に見過ごされがちで、発達障害に気づかれないまま大人になるケースが多いです。

現在では、発達障害について認知されてきているため、乳幼児健診などでも注目されており、母子保健法のなかで定期の健診事項として位置づけられている一歳半健診や三歳児健診でも注目されてきています。そのため、早期に専門職が関わって、保護者の相談にのる機会が多くなってきました。

しかし、現在の二十〜四十代の世代では、小さい頃にそのような発達障害に関するチェックは、健診ではあまりおこなわれていませんでした。そのため、大人になって初めて診断される場合も少なくありません。子どもの頃にわかっていれば、保護者や学校の先生がなんとなく支えてくれて、自分の特性を理解したうえで社会に出ることができたかもしれません。

けれど、アスペルガー症候群を含む、広汎性発達障害、自閉症スペクトラムなどは、周囲の理解が難しいうえに、現在の大人が子どもの頃には、特別支援教育がまだ広まっていない時代でした。だから、子どものときに、なんとなくコミュニケーションがとりにくいけれど、言ったことは素直にやってくれるし、何か夢中になれるものを見つけるとそれに邁進《まいしん》していく「よい子」として扱われてきた人がほとんどかもしれません。発達障害があっても「何か夢中になれるもの」を見つけた人は、一般的には難しいとされる勉強も苦にならないので、世の中には「医者」「研究者」「技術者」などの専門職として活躍している人も大勢いるはずです。しかし、どのような職種にせよ、人生において、職場でのコミュニケーションや、恋人や家族との関係が必要となることも事実です。

大学生になって実家を出て生活する、就職して職場で働く、友達や同僚と付き合う、交際する、そして結婚する、子どもが生まれる、子どもの成長には欠かせない親どうしの付き合いや学校関係の決断……人生には大なり小なりさまざまな節目があります。その節目ごとに、自分で考えることを求められたり、自分の気持ちを言わなければならなかったり、相手の気持ちを理解して答えなくてはならなかったりする場面に遭遇します。そのときに初めて、「どうして相手が自分にイライラしたり怒り出したりするのかわからない」

という、「わからない」ゆえの、生きづらさや息苦しさを感じて過ごすことになるのです。

本書に登場する「ヒデマロさん」（アスペルガー症候群・受け身型）も、自分は一生懸命言われたことをやっているのに、相手がどうしてイライラしているのか、なぜ突然「離婚したい」と言われるのか、「わからない」息苦しさを感じていたかもしれません。

しかし、アスペルガー症候群の人々は、日常生活で何か変化があったり、仕事で創造性やコミュニケーションが重視されたりしなければ、「よい子」の延長なので「よい人」なのです。だから、ほとんどの場合は、よほどのことがない限り「？（何か変だけど……）」という漠然とした違和感を抱かれるだけで、障害を疑われることはありません。もちろん、よほど切迫した事態を引き起こしてしまったうえで指摘を受けたときには、本人も「自分はアスペルガー症候群かも？」と思うかもしれません。といっても、そこまで大きな事態はあまり起きないものです。なぜなら、会社やプロジェクトにかかわる「仕事」だと、たいていの場合は、職場にいる「仕事がデキる人」や「心配りに長けた誰か」が、なんとかサポートしてしまうからです。

また、「きみはアスペルガー症候群かもしれないね」と指摘されても「イコール障害」となれば、自分が元となるような大きな失敗経験も思いつかないし、それまで生きてきたプライドがあるので、本人は素直に受け入れられないことも考えられます。

では、視点を変えて、逆の立場から考えてみてください。本人の家族や職場の人々、友達などといった周囲の人々は、アスペルガー症候群に対して理解があって、「この人はアスペルガー症候群かもしれない」と気づけるでしょうか？　気づかない限りは、本人に対してイライラしたり、誤解したり、人生の節目ごとに振り回されたりしてしまうことになります。

夫など家族はもちろん、周囲にもつらさを理解されない中で、しだいに心身共に消耗し、抑うつ、自尊心の低下、無気力など、心身のさまざまな不調をきたすようになる状態にまで陥ってしまうこともあります。この状態を「カサンドラ症候群」(注)（カサンドラ愛情剝奪症候群）といいます。

本書に登場する「サラヨ（私）」は、家族（パートナー）との感情の交流がもてず、違和感を抱き続けるままに頑張るしかありませんでした。しかし、ヒデマロさんは、妻のサラヨがどうして困っているのかがわかりません。だから、どうして言われたことをやっているのに妻が疲労困憊《ひろうこんぱい》していくのかも、自分にはわからないのです。「サラヨ」こと私は医療従事者ではありましたが、当時は「まさかヒデマロさんはアスペルガー症候群？」と疑うこともないまま、家族であり続けました。その結果、カサンドラ症候群になり、十年以上苦しむことになります。現在でも、思い出すと苦しくなることもあります。

私は、精神科病棟での看護師経験があり、保健所の保健師や、市や町の保健師として、多くの事例の相談を受ける立場でした。何年も仕事をしてきましたが、客観的に「パートナーはアスペルガー症候群・受け身型だ」と受け入れるまでには、かなりの心労と勇気と決断が要りました。受け入れられずに、ヒデマロさんの感情を揺さぶるような行動に出て確かめてみることもありました。「アスペルガー症候群ではない根拠」となるように、感情を表現してほしかったし、コミュニケーションがとれると信じたかったのかもしれません。でも、「ヒデマロさん」には、「わからない」のです。

（注）カサンドラというのは、ギリシャ神話に登場するトロイの王女の名前にちなんでいます。太陽神アポロンに愛されたカサンドラは、アポロンから予知能力を授かります。しかしその能力でアポロンに捨てられる未来を予知したカサンドラは、アポロンの愛を拒絶したので、怒ったアポロンに「カサンドラの予言を誰も信じない」という呪いをかけられました。カサンドラは真実を知って伝えても人々から決して信じてもらえませんでした。「カサンドラ症候群」（カサンドラ愛情剝奪症候群）は正式な医学用語ではありません。

本書は、

★ひょっとしたら自分は「アスペルガー症候群」かもしれない
★周囲に（家族に）「アスペルガー症候群」の人がいるかもしれない
★ひょっとしたら自分は「カサンドラ症候群」かもしれない
★周囲に（家族に）「カサンドラ症候群」の人がいるかもしれない

そんな困っている皆様のために、実体験をもとに、経験談、失敗談をマンガやイラストを交えて、できるだけわかりやすく描きました。この本を手にとってくださった方々に、ほんの少しでもヒントになればうれしいです。

といっても、私は精神科医でも臨床心理士でもないので、学術的に診断することはできません。また、専門的なことも書けません。みなさんにお願いしたいことは、本書はほんの一例であり、すべてが当てはまるわけではないということをご理解のうえ、お読みいただきたいということです。人間が百人いたら、百通りの考えや顔、生き方があるのと同様です。自分の心のアンテナにひっかかる部分だけ楽しんで、生きるヒントにしていただければと思います。

また、「パートナーがアスペルガー症候群・受け身型」であり、自分が「カサンドラ症候群」になったという経験者として、現在、同じように苦しんでいる「カサンドラ」の方々がいるのだとしたら、気軽に前向きにこれらの病気について理解して、たくましく生きていってくれることを祈ります。

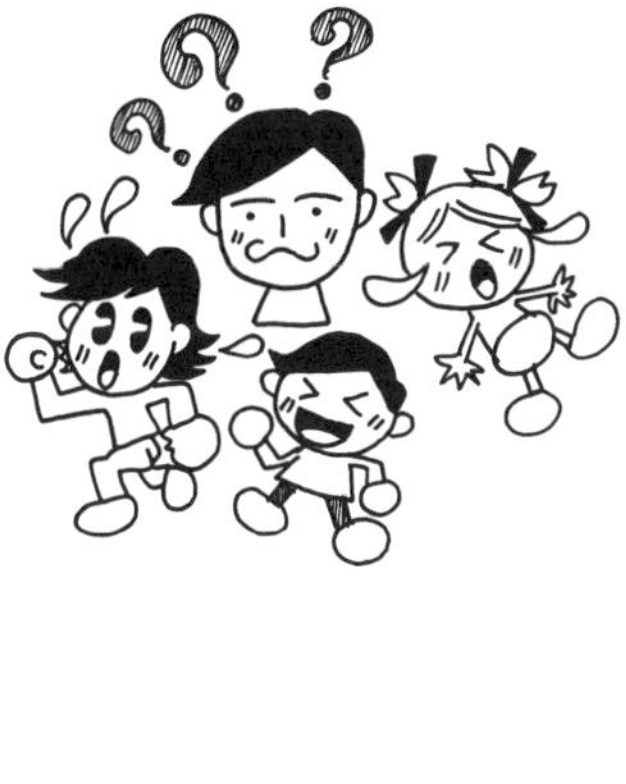

もくじ

Ⅰ パートナーが直面した実例

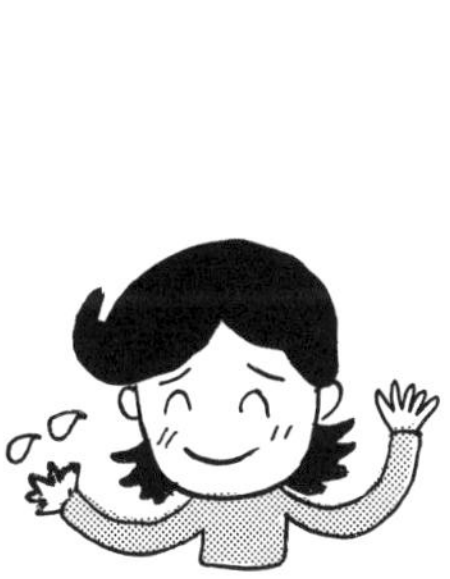

「映画のあとでしらけた雰囲気に…」の巻

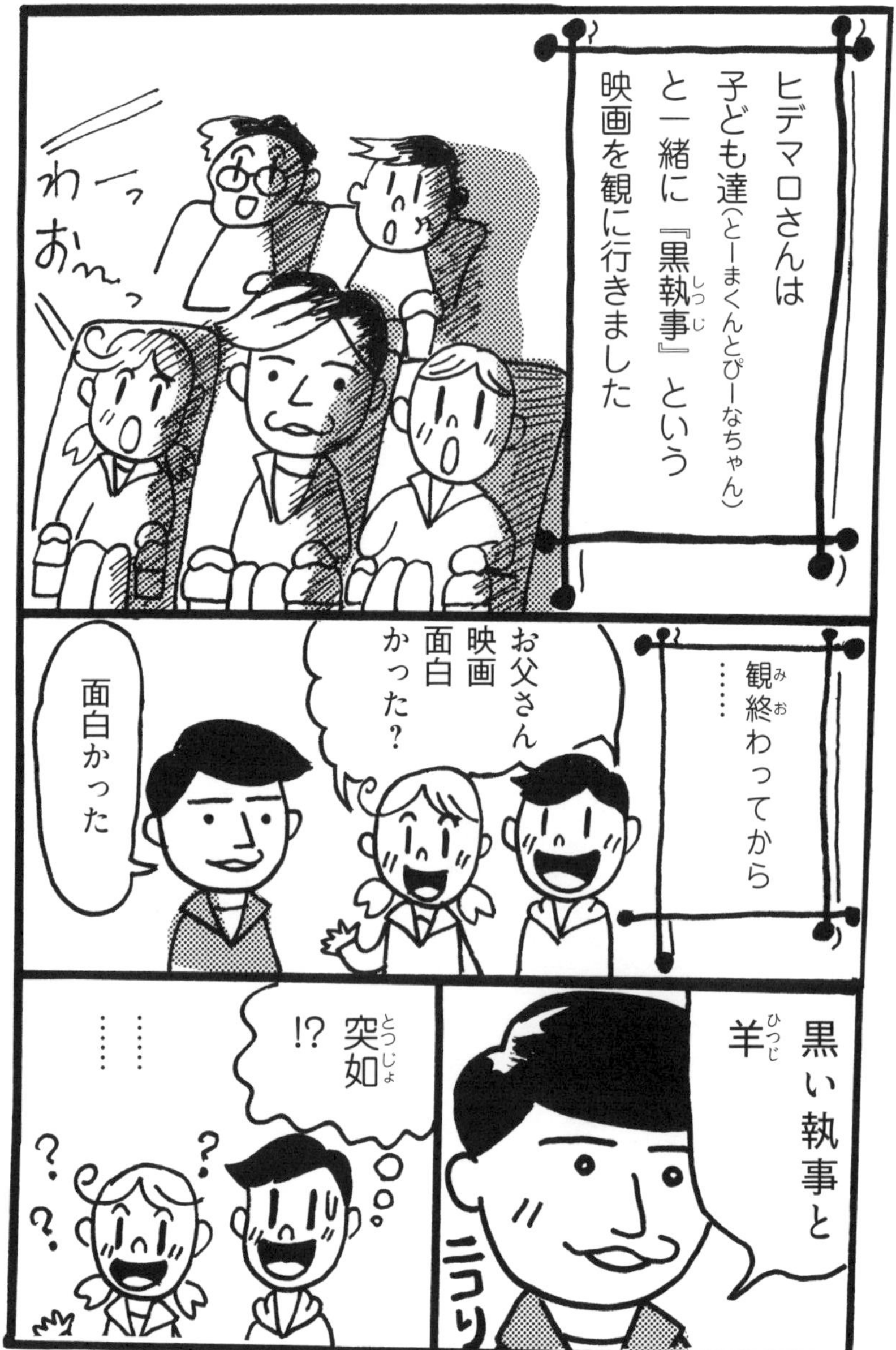
ヒデマロさんは
子ども達(とーまくんとぴーなちゃん)
と一緒に『黒執事《しつじ》』という
映画を観に行きました
わーっ
おぉっ
観終《みお》わってから
……
お父さん
映画
面白
かった?
面白かった
黒い執事と
羊《ひつじ》
ニコリ
突如《とつじょ》
!?
……
……
?
?
?

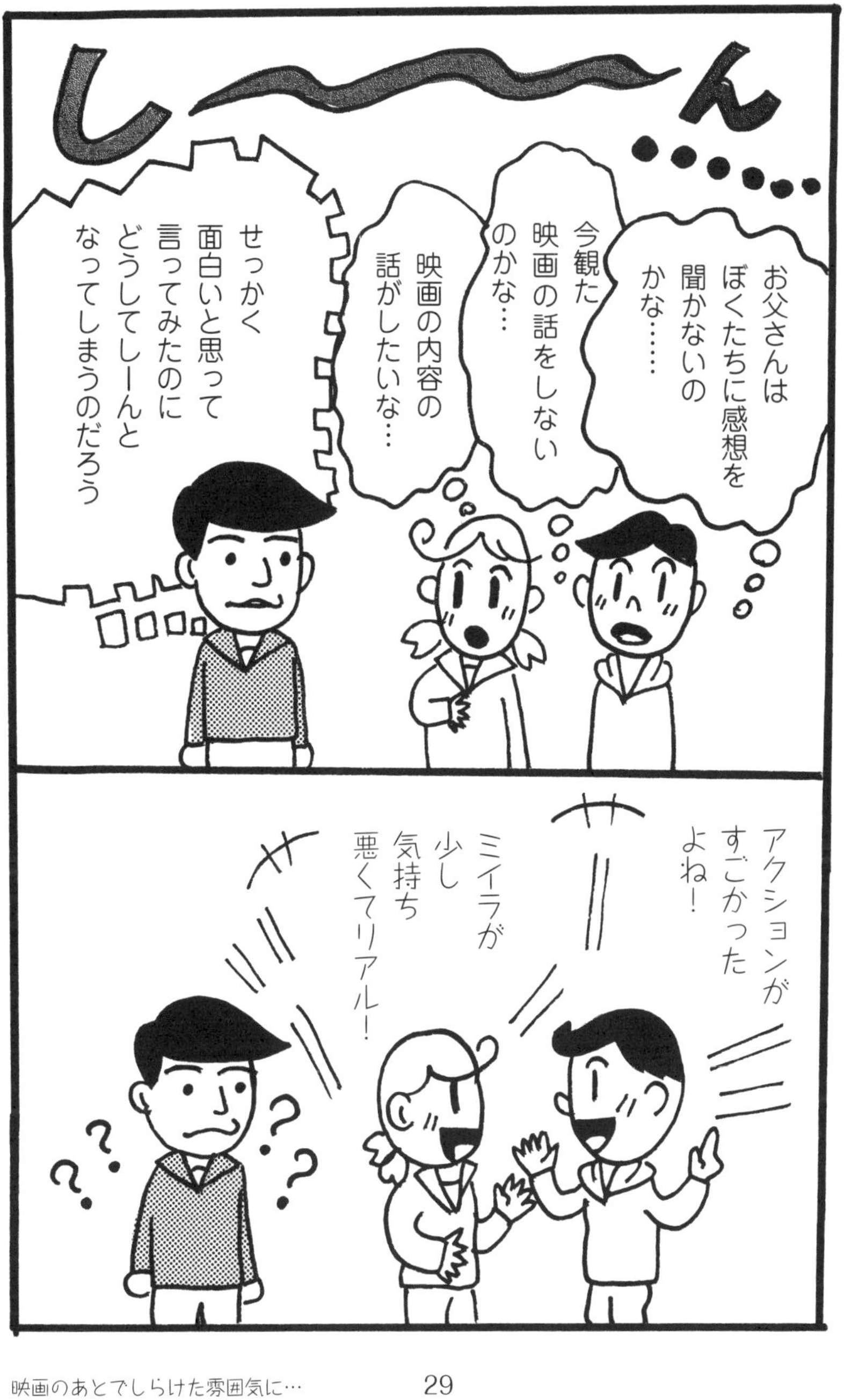
し〜〜ん……
お父さんはぼくたちに感想を聞かないのかな……
今観た映画の話をしないのかな…
映画の内容の話がしたいな…
せっかく面白いと思って言ってみたのにどうしてしーんとなってしまうのだろう
アクションがすごかったよね！
ミイラが少し気持ち悪くてリアル！
？？？？

映画のあとでしらけた雰囲気に…

① 映画のあとでしらけた雰囲気に…

ヒデマロさんは、子どもたちと一緒に「黒執事」という映画を観に行きました。

ヒデマロさん

〝黒い執事〟と〝黒い羊〟は言いづらくて面白い！　子どもたちも面白いと思うはずだ。

「黒い執事と羊」

そう言って、微笑んでみた。

「……」

しーんとなったあと、子どもたちは「アクションがすごかった！」「ミイラが少し気持ち悪かった！」などと感想を言い続けている。せっかく面白いと思って言ってみたのに、どうして無視するんだろう。ぼくはわからないよ……さみしいなぁ。

子どもたち

お父さんに聞いた。

「映画、面白かった？」

「面白かった」

お父さんは答えた。

そのあときっとお父さんはぼくたちに〝どこが面白かった？〟や〝お父さんは○○がよかった〟などと言うと思った。でも、お父さんが言ったのは「黒い執事と羊」だった。

ぼくは、今観た映画の話がしたくて、

「アクションがすごかった！」

って、言った。そうしたらすぐに、妹は、

「ミイラが少し気持ち悪かった！」

って、言った。ついついお互いに興奮して感想を言い合い続けてしまった。

でも、結局お父さんが面白かったのは、どこだったんだろう？ よくわからないな……。

つまり…

「映画を観る」という共有体験をした親子。その共有体験を生かして、お互いがどう思ったかを話して、共有体験を親子の思い出に進化させるのが理想です。しかし、アスペルガー症候群・受け身型のヒデマロさんは、聞かれたことにしか答えられません。現に「面白かった」ということは答えています。子どもにとっては難しいことかもしれませんが、「面白かった」のあとで、

「ぼくはアクションがよかったと思ったけど、お父さんはどのシーンのアクションが面白かった？」

と具体的に聞けば、ヒデマロさんは感想を言えたかもしれません。

または、お父さんは「黒い執事と羊」という面白いことを言いたいということで頭がいっぱいです。だから、そのつぶやきに対して、

「お父さん、そんなオヤジギャグみたいなこと考えてたの？　おっかし〜！」

など、お父さんの発言を肯定したうえで、感想を聞き出せばヒデマロさんはさみしい思いをすることなく、自分の存在感に満足できたのかもしれません。

2 闇金業者の書類にあっさり署名!?

ヒデマロさんの弟が、闇金業者のトラブルに巻き込まれて借金を抱えてしまいました。ヒデマロさんは、弟に「名前と印鑑だけ貸して。貸してもらうだけで迷惑をかけないから。助けてほしい」と言われ、すぐに書類に署名をし、印鑑を押しました。

ヒデマロさん

弟が困っている。なんとか助けてあげたい。

弟は名前と印鑑だけ貸してほしいと言っている。迷惑もかからないと言っている。だから、そうすればいいんだ。ぼくは、弟を助けてあげることができたぞ!

それなのに、どうして弟を助けたぼくに、ニャンキー（妻のサラヨ）は怒ったり泣いたりしているんだろう？　ぼくは悪いことをしていない。ニャンキーに迷惑をかけたわけでもない。それなのに、どうしてニャンキーから怒られなければならないんだろう？　わからない。ぼくはちっとも悪くない。

妻サラヨ

署名、捺印すれば、義弟が借金を払えなかったら肩代わりすることになるに決まってる！　そんなの書類を読んだらわかるじゃない！　しかも、闇金業者なのだから、何をするかわからない！　今日の無言電話も闇金業者かもしれない。無言電話のことをヒデマロさんは、

「何もなかったんだから、いいんじゃない？」

って言ってたけど、子どもの幼稚園とかにも怖い人が来たらどうしよう！　どうしてそんなこともわからないのかしら？　そんな大金、払えるの？　怖い人たちから、私たち家族を守れるの？

❖つまり…

「家族が困っているのなら助けてあげたい」これはだれもが当たり前にもつ感情です。しかし、アスペルガー症候群であるヒデマロさんは、困っている弟をどうにかしてあげたくても、どうするのが最もよいのかを考えることはできません。「名前と印鑑を貸して

くれ」という弟の置かれている現状を想像することもできません。

弟は、「名前と印鑑を貸してくれれば、迷惑をかけない」と言っています。弟は、解決方法を言ってくれているのです。だから、言われた言葉どおりに、ヒデマロさんは「名前と印鑑」を貸すのです。

サラヨにしてみれば、客観的に「名前と印鑑」を貸すことの重大さや、そのあとどのようになるかは想像がつきます。どうして、自分たち家族のことを考えてくれなかったのか？ そんな重大なことを、どうしてまず自分に相談してくれなかったのか？ このあとどうなるのだろう？ 怒りや不安が募るのも当たり前です。

しかし、ヒデマロさんには、そのあと起こることの「想像」ができません。その「想像」に対して妻が怒りや不安を感じていることを「察する」こともできないのです。

ヒデマロさんに悪気はなく、そのあと実際にどうなるかは別として、かえって弟のために何かできると意気込む「よい人」なだけなのです。もちろん、弟が「借金を肩代わりしてくれ」と言ってきたのであれば、自分や家庭の経済状況をかんがみて断ったと思います。しかし、ヒデマロさんは弟の言葉どおりに「自分には迷惑はかからない」のだし、それで弟が助かるのだと素直に思い込み、それ以外の解決方法を検討するという思考には至りません。アスペルガー症候群の人は言葉を「文字どおり」にとらえる特徴があります。

❖では、どうするのがよかったのか？

まず、妻サラヨは、「弟が大切だ」というヒデマロさんの気持ちはわかることを伝え、「助けたのにどうして怒られるのか」というヒデマロさんのイライラを落ち着かせるしかありません。そのうえで、署名と押印の重大さを、説明します。

しかし、それでもヒデマロさんは「まだ、なんにも起こってないんだから、いいんじゃない？」と考えるかもしれません。妻がそれを否定しても意味がありません。ヒデマロさんは、「起こっていないことを想像する」ことができないからです。けれど、妻から「不安に思っていること」を具体的に言われれば、「そうか、だから不安なんだね」と受け入れることができます。

といっても、本人は家族を守るためには具体的にどうしたらいいかはわかりません。だから、「もし怖い人から電話が来たら録音しておくこと」や、「業者が訪ねてきたらビデオやICレコーダーで記録をとっておくこと」など、想像できるあらゆる状況への対応を説明します。一度に言われて混乱するようであれば、メモを作成します。

なによりも、今後、また同じようなことがないように、「仕事以外で署名や押印をするときはパートナーである自分に相談すること」を約束させます。

そして最後に、父として夫として家族を守る意識をもたせます。

本人の自尊心を傷つけないように説明し、行動の仕方を教えるしかないと思います。これには、かなりの根気強さが必要です。しかし、「家族」を維持していくためには乗り越えるしかない作業なのかもしれません。

結局、サラヨは、ヒデマロさんが動いてくれないので、幼いとーまやぴーなが幼稚園や託児所にいるあいだ、闇金業者の相談窓口や警察に相談したり、「ヒデマロ父」の相談に乗り、闇金業者の取立てに備えて録音機器を用意するなど、奔走しました。

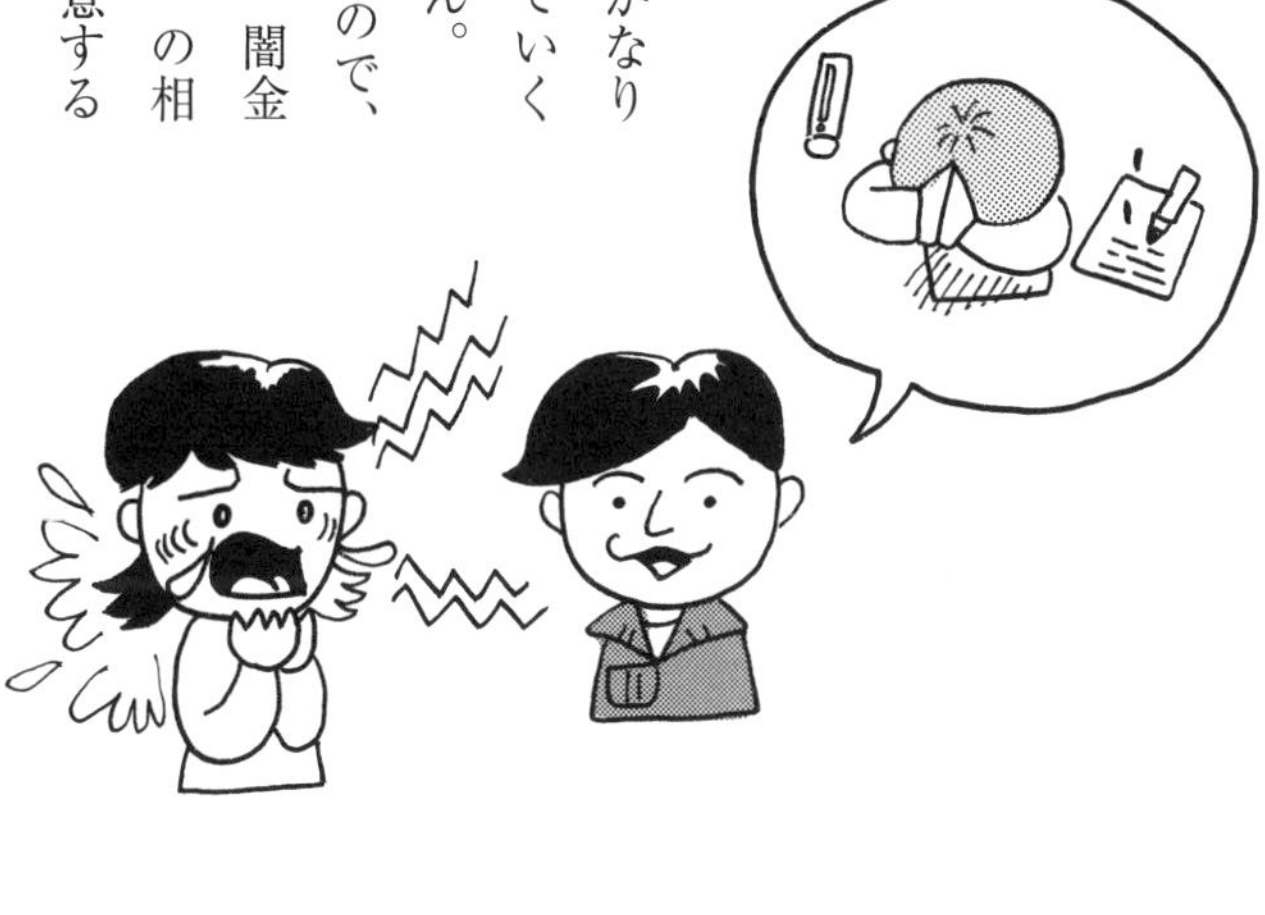

3 遊園地で入園券を騙されて購入

ヒデマロさんは、サラヨ（ヒデマロさんはサラヨのことをニャンキーと呼んでいました）と交際している時、遊園地にデートに行きました。入園券の販売窓口に行くと、ヒデマロさんはひとりの女性に声をかけられました。ヒデマロさんは、その女性に騙されて使用後の入園券を半額で購入してしまいます。

ヒデマロさん

ヒデマロさん：（ニャンキーと二人分で、一日券がいいかな？　半日券がいいかな？）

ある女性：（近寄ってきて）「すみません。私、遊園地に来たんだけど、急用で帰らなくてはいけなくなったの。でも、もう入場券を買ってしまって……。どうせ無駄になるなら、誰かに売ってしまったほうがいいでしょ？　人のためにもなるし。半額でいいので買ってくれませんか？」

ヒデマロさん：「いいですよ」（半額で二人分も買うことができた！　得をした！　彼女

も喜んでくれるにちがいない！）

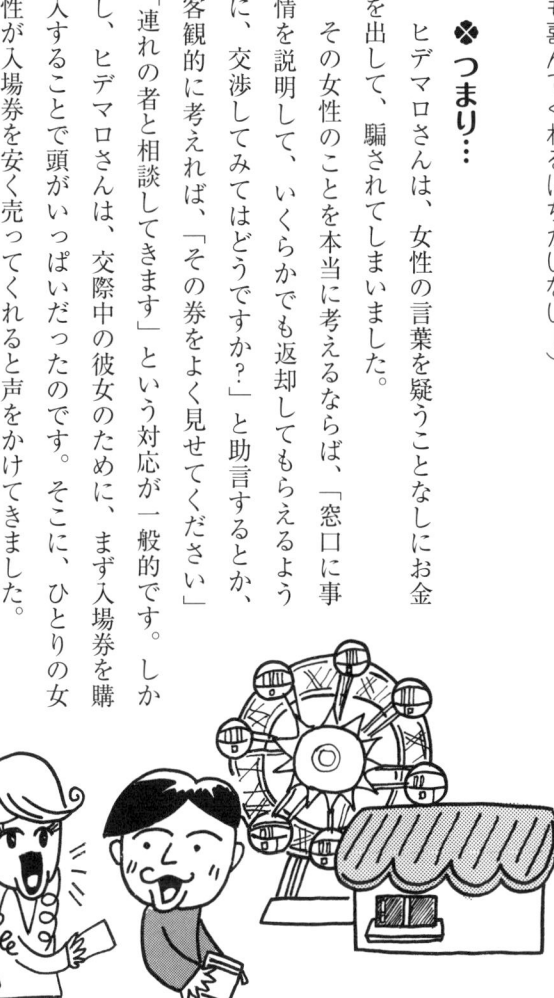

❖つまり…

ヒデマロさんは、女性の言葉を疑うことなしにお金を出して、騙されてしまいました。

その女性のことを本当に考えるならば、「窓口に事情を説明して、いくらかでも返却してもらえるように、交渉してみてはどうですか？」と助言するとか、客観的に考えれば、「その券をよく見せてください」「連れの者と相談してきます」という対応が一般的です。しかし、ヒデマロさんは、交際中の彼女のために、まず入場券を購入することで頭がいっぱいだったのです。そこに、ひとりの女性が入場券を安く売ってくれると声をかけてきました。

アスペルガー症候群の特性のひとつに「こだわりの強さ」がありますます。ヒデマロさんは、お金を「節約すること」について

こだわりをもっていました。だから、安く入場券を購入できる（デート代を節約できる）ことにとらわれてしまいました。また、言葉を文字どおりにとらえるので、疑うことが苦手なのです。

ここで、もしこれが子どもだったら「保護者に相談するんだよ」と言えば、その後は騙される前に誰かに相談するという習慣がつくかもしれません。しかし、大人であるヒデマロさんに、「そういうときは私に相談してね」では、大人の男としてのプライドが傷つくこともあります。

例えばこう言ってあげたらGOODかもしれません。

「あなたは優しい人に見えたんだね。でも、優しそうに見えるぶん、これからも同じことがないように気をつけなくちゃね。知らない人からの頼み事など何かあったら、他の人にも聞いてみてほしいな。そのほうが、私も安心だよ」

（「あなたは騙されそうな人に見えたんだね」はNGです！）

交際を続ける場合には、言い方の工夫が必要かもしれません。

4 職場からの電話で、なぜか相手が不機嫌に

ヒデマロさんが帰宅した直後、部長から携帯電話に着信がありました。

部長：「帰宅したところすまないが、急ぎの仕事で確認したい数字がある」

ヒデマロさん：「そこのところはね、うんとね、二三五五でね、そう、前年が少なかったので二五％上げといたんだよね。それでね、なんでそうなるの？　だって、こうだから……」

電話での部長の声が、だんだん不機嫌な声になり、イヤな雰囲気のなかで電話が終わりました。そばで聞いていた妻がにっこり笑いました。

「誰からの電話だったの？　随分タメ口だったね。え!?　部長!?」

ヒデマロさん

帰宅しているのに、わざわざ部長の質問に答えた。数字も理由もくわしく答えた。それなのに、どうして部長は不機嫌になったんだ？　ひどいじゃないか！　部長が不機嫌にな

る理由が、さっぱりわからない。
しかも、ニャンキーは笑ったり驚いたりしている。どうして笑ったのだろう？　ぼくを小バカにしているのだろうか？　それとも、なにか面白いことだったのだろうか？　さっぱりわからない。

妻サラヨ

社会人なら職場の人に当然敬語を使うはずなのに、その常識を覆すタメ口なのだから、電話の相手はよほど気心の知れた同期か、後輩、部下なのだろう。ヒデマロさんは職場で安心して話せる人がいるのだなあ（思わず笑みがこぼれる）。
しかし実際の相手は……「えっ？　部長？　ぶ、部長にタメ口!?」うそでしょ!?

✤つまり…

ヒデマロさんは、帰宅した時点で、自宅で仕事をする（仕事に関わる会話をする）ことは、ヒデマロさんのスケジュールのなかにはありません。だから、ヒデマロさんにとっては、自宅にいるときにかかってきた電話の問い合わせにくわしく答えるだけでも、とんでもなくあり得ないことなのです。しかも、「ここは自宅なのだから、電話をかけてきた相手に非がある」と思ってしまうのが、ヒデマロさんの特性なのです。だから、自然とタメ口となるわけです。

もちろん、そんなヒデマロさんに上司である部長は不機嫌になるでしょう。部長にしてみれば帰宅した部下に電話をかけたのは自分なので、おおっぴらに説教はできない手前、イライラも募ります。しかし、ヒデマロさんには、どうして部長が不機嫌なのかはさっぱりわからないのです。

一方で、妻は社会人として「この話し方なら……」と、電話の相手がどのような人なのかを想像します。そして思わずほほえみ、そ

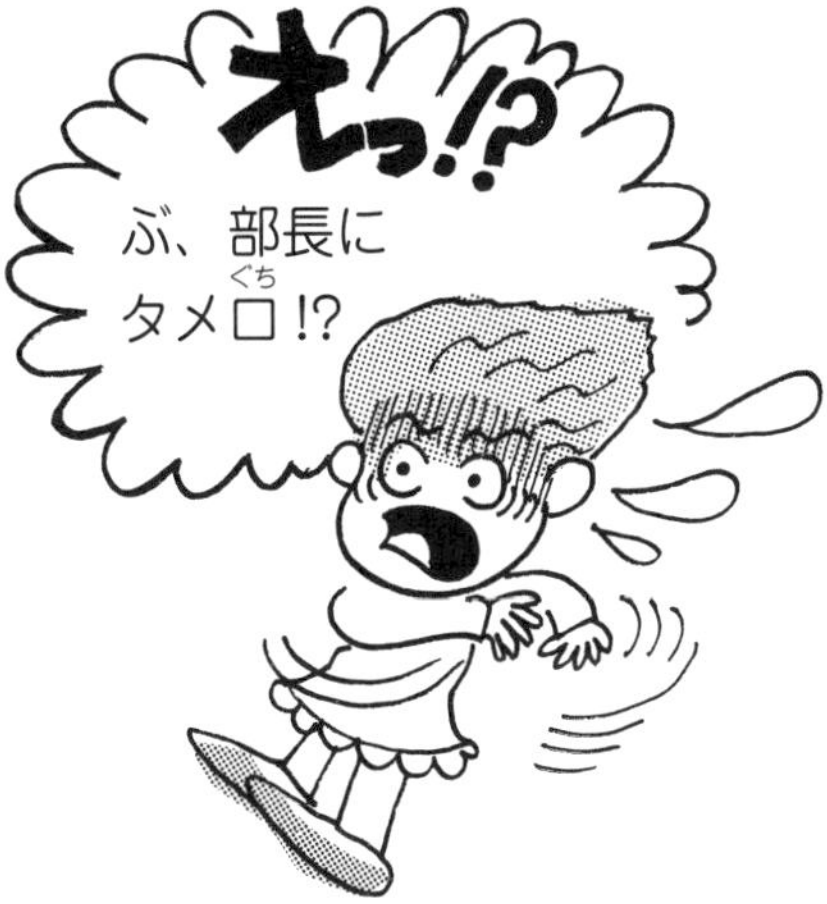

のあと相手が上司と知ると青ざめます。しかし、ヒデマロさんには、なぜ妻が笑ったり驚いたりしているのか想像することはできません。

「場所が違うだけで、上司には変わりはないのだから、敬語を使ったほうがいいよ。部長さん、よく怒らなかったね。いい人だね」

部長の不機嫌の理由をヒデマロさんに気づかせることと、その後の人間関係が円滑に進むような言葉のかけ方を伝えるとよかったのかもしれません。

例えば、

・自分より年上や初対面の人には、「です・ます」などの丁寧な言葉を使う。
・自宅に電話がかかってきたときや、町で会ったときなどもそうする。
・町や子どもの行事でも、職場の人や父兄に会い、相手が気がつき会釈をしてきたら、視線を合わせて軽く頷くように会釈をする。
・相手が「おはようございます」と言ってきたら、同じくらいの声で「おはようございます」と返す。
・相手が「お世話になっています」と言ってきたら、「こちらこそ」というような言葉を添えて、軽く会釈する。

などです。

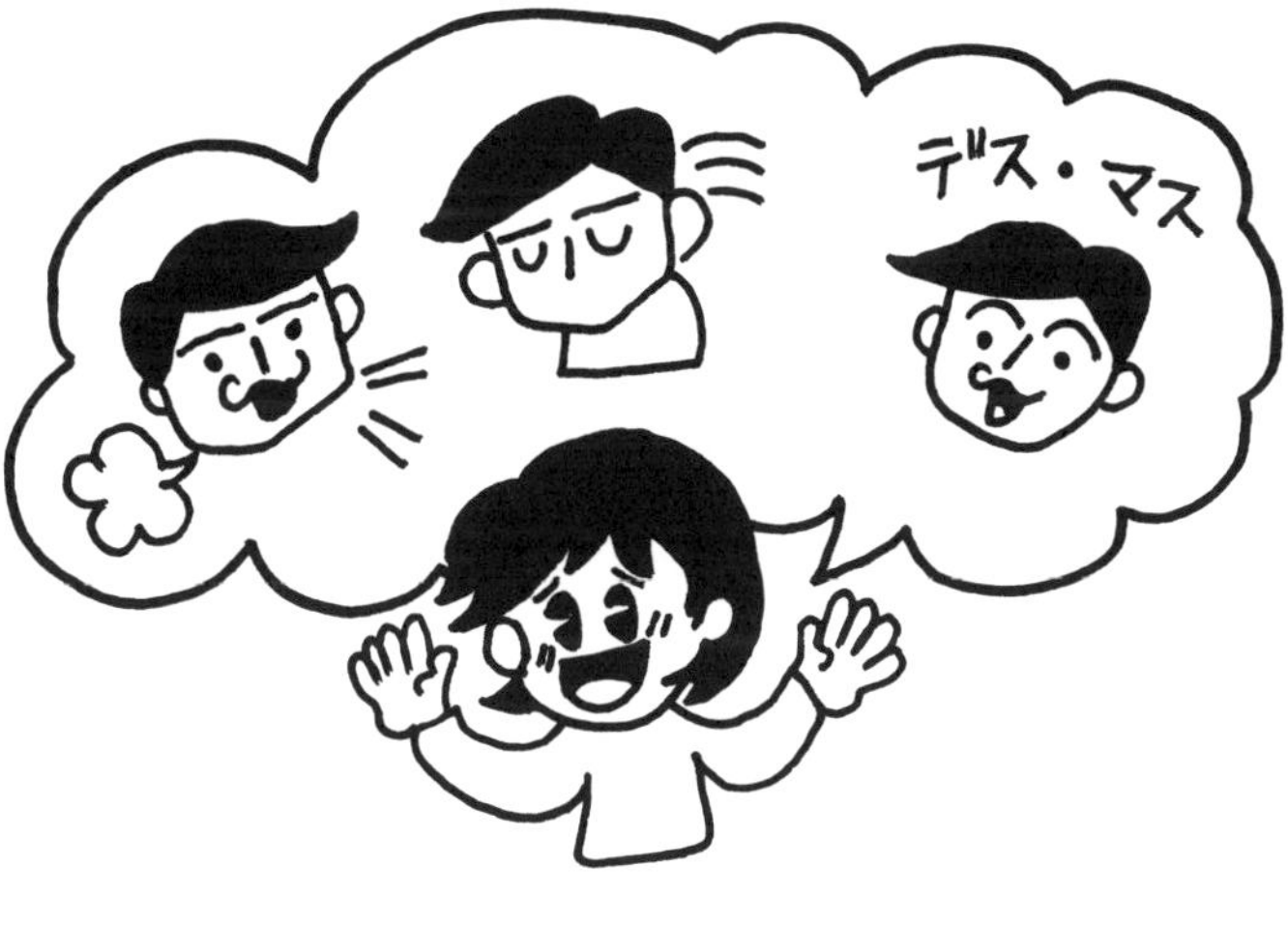

5 家族がなぜかイライラしだす

ヒデマロさんは、サラヨとの交際を経て結婚しました。新婚生活が始まり、ヒデマロさんの職場の同僚が家に大勢遊びに来ることになりました。職場の同僚たちが来たいというので、いいよと答えたのです。職場の人は、

「何も構わなくていいからね」

「気を使わなくていいからね」

と言うので、ヒデマロさんはそのまま新妻のサラヨに伝えました。それなのに、サラヨは朝から掃除したり、食事の材料の買い出しに出かけたりと忙しそうです。

ヒデマロさん

職場の同僚たちが「構わなくてもよい」と言っているのに、どうしてそんなに忙しく準備しているのだろう？　どうして、いつものように自分を構ってくれないんだろう？　構ってくれなくて退屈だから、マンガの続きを読もうっと。

「ニャンキー、ぼくの読みかけのマンガ、どこに置いたっけ?」

って聞いたら、片付けられていたうえになんだか怒られた。

しかも、家にいるのだからTシャツとパンツのいつもの格好でいいのに、どうしてニャンキーは会社の人の前ではちゃんとした服を着なさいと怒るのだろう? いつもは言わないのに!

妻サラヨ

夫の職場の同僚たちが自宅に来る。だらしがない妻だと思われては夫に申し訳ないし、自分自身も恥ずかしい。念入りに掃除しなきゃいけない! それに、皆さんは手土産も持ってくるだろうし、そのぶん、ちゃんとおもてなしをしなくちゃいけない。盛り上がれるように焼き肉にしよう。つまみも買っておいたほうがいいかもしれない。

自宅に来ていいと言ったのはヒデマロさん自身なのだから、マンガどころじゃないでしょ!? それに、来客があるのにだらしのない格好なんてさせてたら、私が常識のない妻だと思われちゃう!

❖つまり…

アスペルガー症候群のヒデマロさんに、「社交辞令」や「暗黙のルール」は理解できません。同僚に「何も構わなくていいから」と言われたら、言葉どおり「何もする必要はない」のです。しかし実際には、それ相応の準備をするのが常識です。同僚たちはゲスト、おもてなしをする夫妻はホストになるというのは社会人として「暗黙のルール」です。「暗黙のルール」とは言われないから「暗黙」なのです。しかし、ヒデマロさんは「言われないことはわからない」人なのです。社会での「暗黙のルール」は、ヒデマロさんにとっては、謎だらけのミステリーワールドといえます。

一方、妻にはその「社交辞令」も「暗黙のルール」もわかるので、大いなる負担です。それなのに、その心労をわかろうともしないうえに、マンガを読んで、普段着以下の格好でいる夫にイライラするのです。

今となっては「遅かりしアスペルガー！」ですが、もしそうだとわかっていたのなら、「せっかくだから、キレイな家と素敵な夫婦って思われたいから、これ（例えば掃除）を手伝ってくれる？」

という声かけをし、具体的にできることを頼んで、手伝ってもらったらよかったのかもしれません。また、焼き肉であれば、材料を詳細にメモすれば、買い出しは完璧に実行してくれたかもしれません。

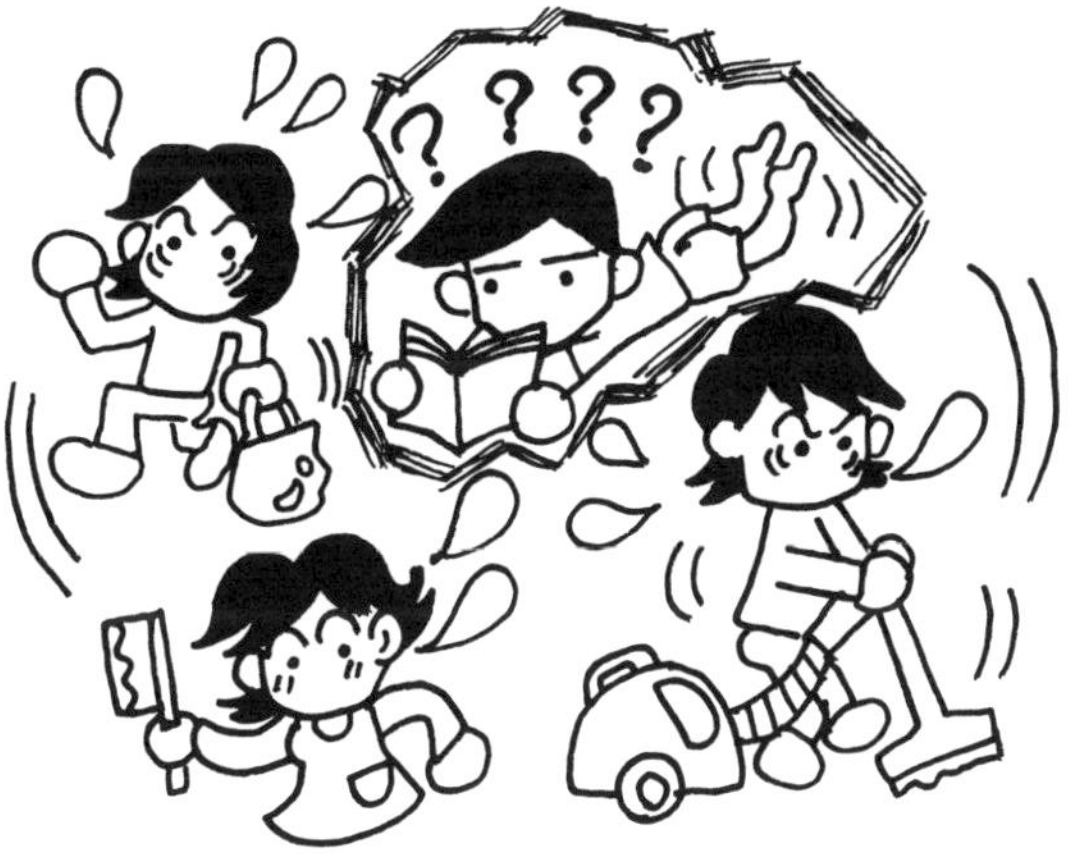

⑥ 人生の中での役割がわからない

ヒデマロさんは、サラヨと交際して、結婚しました。そして二人の子どもにも恵まれました。ヒデマロさんは、彼氏から夫に、そして父親になり、生活が変わっていくなかで、人生やその時その時での求められる役割も変わっていくはずです。

けれど、結婚式では上司に「妻の……」ではなく「ニャンキー（あだ名）の……」と紹介してしまったり、結婚後も職場で「ニャンキー（あだ名）、もう少ししたら帰るよ」と電話で話してしまったりしていました。子どもがかかった病院でも、「ニャンキー（やっぱりあだ名）、ぼくはどうしたらいいんだい？」をくり返していました。

サラヨは、彼女から妻となり、母親となりましたが、ヒデマロさんはいつまでも彼氏のままだったのです。

■ヒデマロさん

彼氏のときには、

「ニャンキー、ごはん、まだ？　ううん、いいよ。マンガ読んで待っているから」

夫となって、

「ニャンキー、ごはん、まだ？　マンガ読んでるね。あ、今夜は面白いテレビはあるかな？」

父親となって、

「ニャンキー、ごはん、まだ？　えーと、とーまを見ていればいいの？　わかった」

じーっ……（とりあえず、とーまをひざにのせて、マンガを読んでいる）

妻サラヨ
（期待するイメージ）

彼氏のときには、

「ニャンキー、手作りおやつ、まだ？　いい匂いだね。ううん、いいよ。マンガ読んで待っているから」

夫となって、

「ニャンキー、ごはん、まだ？　そうか、ニャンキーも仕事が詰まっていて大変だものね。たまには出来合いのものでいいよ」

父親となって、

「ニャンキー、ごはん、まだ？　ごめん、子どもがぐずっていて手を離せないのだね。手を貸すね」

❖つまり…

人生において、ヒデマロさんの例でいえば、彼氏から夫へ、夫から父親へと生活が変わるたびに、周囲から求められる役割も変わっていきます。本来であれば、自分がどのように振る舞うのがよいのか、相手の心情や行動をみながら、葛藤しつつ模索していくのが「成長」なのだと思います。しかし、アスペルガー症候群のヒデマロさんには、相手の心情や行動の理由を理解することができないうえに、言葉で具体的に言われない限り「何を求められているのか」もわかりません。育児でやつれていく妻が苦しそうに歩いていても、どうしてなのか理解できません。「育児に疲れたから休みたい」と言われても、休ませるためにどうしたらいいのかはわかりません。夫として妻のためにどうすればいいのか、父親としてどのように接すればいいのかといった「求められていること」がわからな

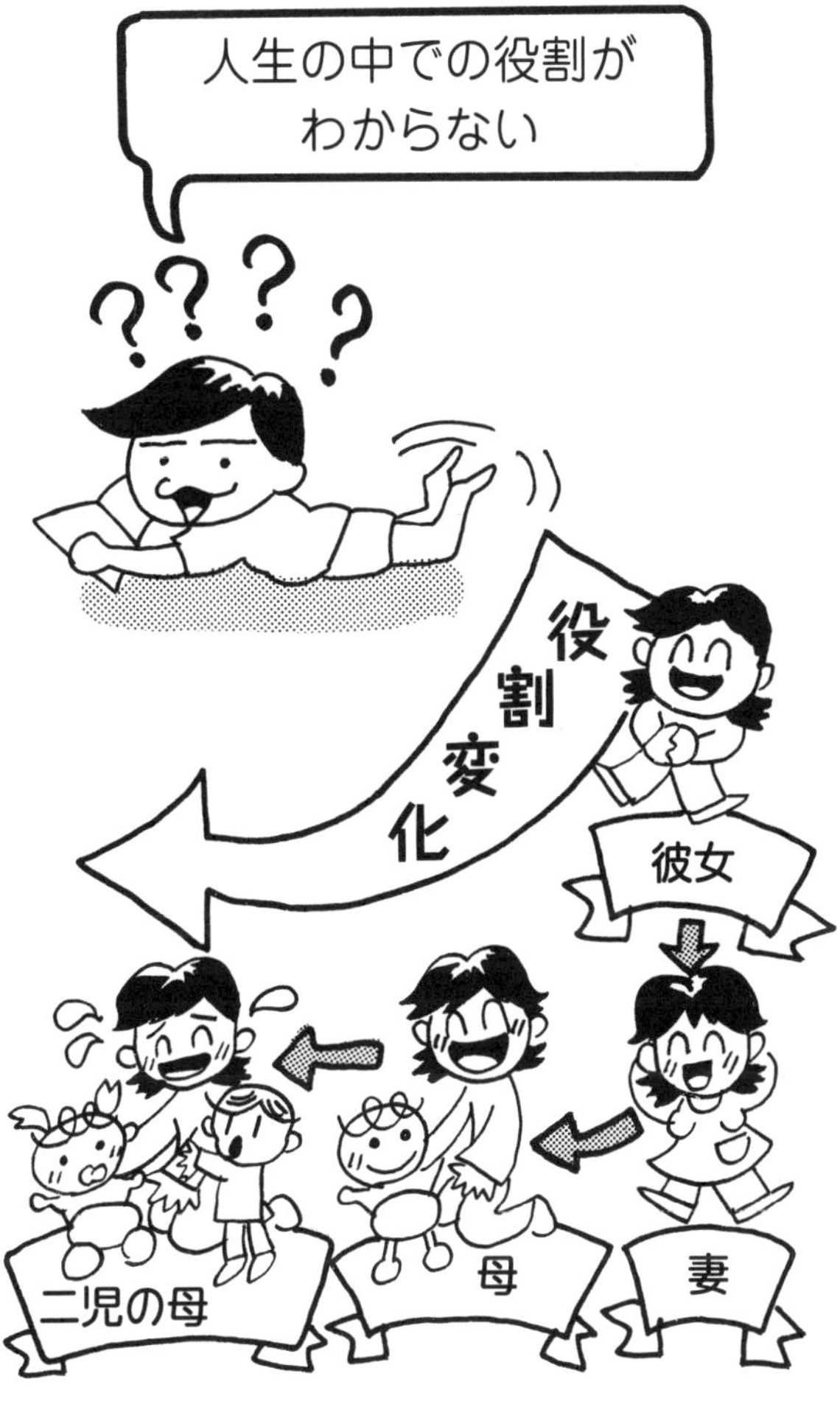
人生の中での役割が
わからない
役割変化
彼女
妻
母
二児の母

いのです。だから、「育児に疲れたから、コンビニでご飯買ってきて食べさせて」と具体的に言われないと行動できません。そのように、すべてを具体的に言える気力や体力が妻のサラヨにあるうちは、まだ家族として希望はあります。

例えば、赤ちゃんや幼い子どもがぐずって手を離せないので、夕飯の支度ができない状況のときに、何も言わないで困った表情をしていてもヒデマロさんには伝わりません。「手を離せない」「手を貸してほしい」という表現も抽象的です。具体的に言葉と態度や行動でお願いするとよいと思います。「今、子どもたちがぐずって、夕飯の準備ができないので、赤ちゃんを抱っこしてあやしていてほしいな。(ミルクをあげてちょうだい)」というふうにです。

ただし、子どものアスペルガーと違って、大人のアスペルガーには難しい点もあります。それまで生きてきたなかで培われた「プライド」です。もちろん、大人なら誰でも「プライド」は必要です。「自分はこれだけ努力してきたのだから」という自信にも、「大切な人を守ることが自分の誇りだ」という生きる糧《かて》にもなります。

しかし、ヒデマロさんの場合は、「そんなこと言われなくてもわかってる!」「ぼくは、家族を養うために一生懸命、働いてきたんだ!」という大人として、家長としての「プライド」もあったように思います。私は、アスペルガーの人の「できないこと」や「わからないこと」を受け入れて、「家族」を存続させ、自らも成長していくためには、このアスペルガーの人のもつ「プライド」の壁を乗り越えなくてはなりませんでした。つまり、大人としてのプライドを傷つけないように大変気をつかいながらも、子どもでもできるようなことを言葉で伝える工夫をしなければなりませんでした。

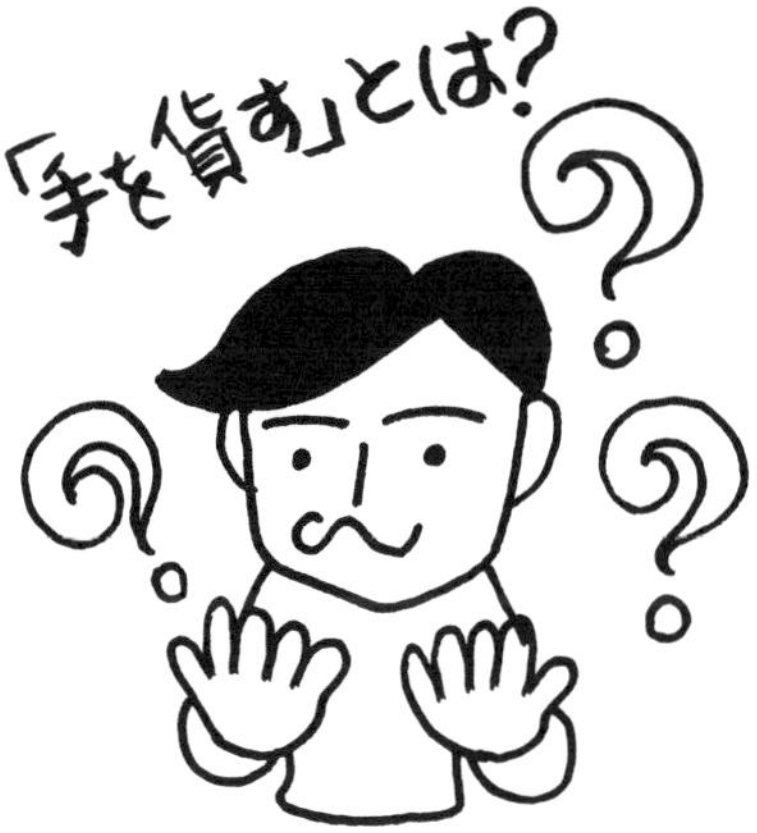

「川の字で寝られない」の巻

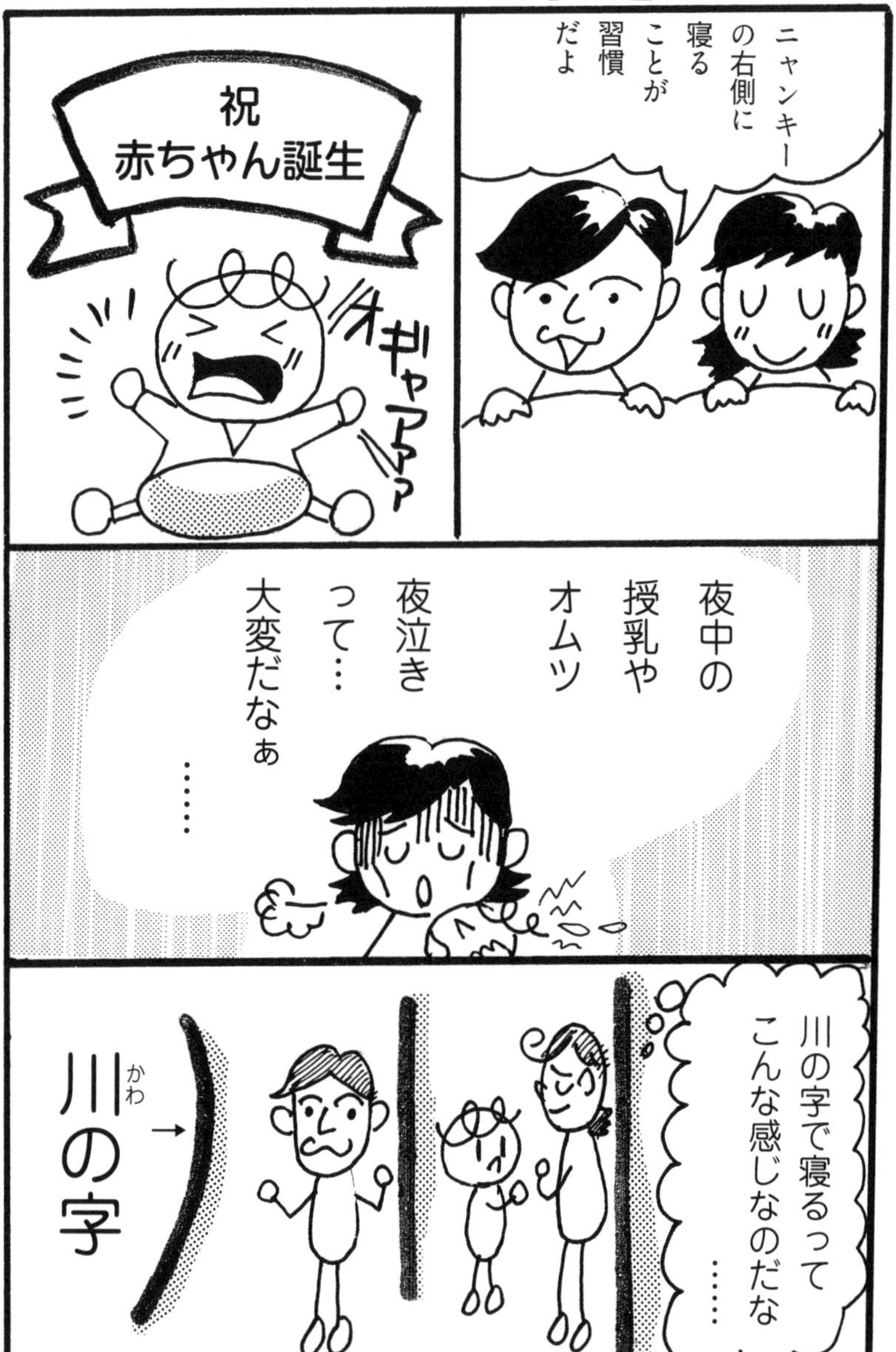
ニャンキーの右側に寝ることが習慣だよ
祝
赤ちゃん誕生
オギャアァァ
夜中の授乳やオムツ夜泣きって…大変だなぁ
……
川の字で寝るってこんな感じなのだな……
川《かわ》の字 →

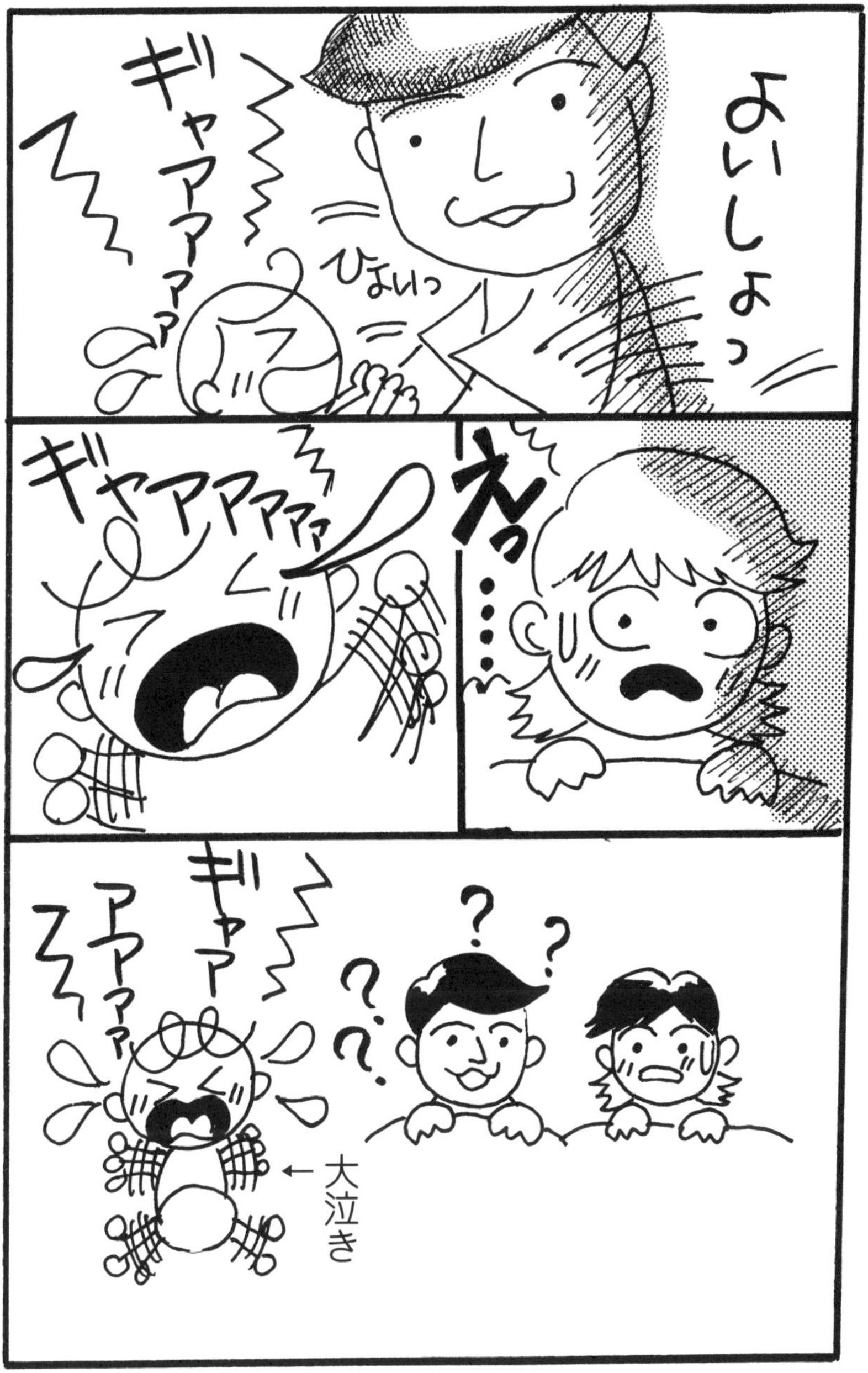
よいしょっ
ひょいっ
ギャアアアアア
えっ…
ギャアアアアァ
ギャアアアァァ
大泣き

7 川の字で寝られない

ヒデマロさんは、サラヨと交際しているときは、隣に並んで寝ていました。結婚してからも同じでした。けれど、赤ちゃんが生まれてからは、サラヨは、子どもを真ん中にして寝ると言い出しました。ヒデマロさんが赤ちゃんを端によけてサラヨの横に移動すると、サラヨは怒りだしました。

ヒデマロさん

自分は、子どもができるずっと前からニャンキーの右側に寝ると決めていた。パートナーである自分にはそれが当たり前だし、これまではニャンキーだって認めていたはずだ。子どもができたからって、その習慣を変えるのは理不尽だ。今までは怒らなかったじゃないか！

妻サラヨ

夜中に子どもがぐずったら、起きてオムツを替えたりミルクをあげたりしなくちゃいけない。だから、すぐに起きられるように、抱っこして寝たい。抱っこして寝たほうがぐずることも少ないし。ヒデマロさん、あなたは大人なのだし、父親なのだから、それくらいわかってほしい。それとも、ヒデマロさん、子どもがぐずったら、あなたが起きてオムツを替えたりミルクをあげたりしてくれるのですか？

❖つまり…

アスペルガー症候群の特性のひとつに、「変化に対応することができない（臨機応変に対応できない）」というのがあります。そのため、ヒデマロさんにとって習慣化されていたサラヨ（ニャンキー）の右側に寝るという行動は、子どもが生まれたからといって急には変えられないのです。かといって、「ぼくがここ（真ん中）に寝ていて、もしも子どもがぐずったら、ぼくが起きてオムツを替えたりミルクをあげたりするよ」という臨機応変な行動もとれません。やり方の説明を聞いて行動しても、結局「きれいにオムツを替えたよ（見て）！　と起こす」「ミルクをあまり飲まないいんだけど、どうしたらいいかな？と起こす」ことになってしまいます。

人生の役割のなかでの最も大きな変化は「親になる」ことです。どのような行動に出るかわからない子どもに、どのように対応するか臨機応変さが求められます。そして、めまぐるしく変化していく子どもたちを、どのように育てたいか夫婦で話し合う（自分の意見を言う）必要も出てきます。

ヒデマロさんにとっては、子育ては最も苦手とする作業なのです。しかも、サラヨとの関係も耐えがたい変化であり、理解しがたい役割が求められるのです。

一方で、ヒデマロさんが変化に対応できないぶん、サラヨにとっては、ヒデマロさんの役割をも一手に担うことになり、一人二役となる場面も多くなってきます。そして二人目の子どもができたときには、一人四役くらいの負担になっているのです。

しかも、こういった育児や夫婦関係の悩みは、思い切って周囲に相談しても、たいていの場合は、「男はみんなそうだから」「ダンナも大きな子どもみたいなものよ」「すねて、手伝うのが当たり前だと思わせるのが、賢い妻のやり方よ」「いつまでもアツアツね。ごちそうさま～」と、一蹴されてしまいほとんど相手にされません。「自分の努力が足りないのだろうか……」「いつかはヒデマロさんも子育てに協力してくれるようになるのだろうか……」と、漠然とした不安と期待を抱きながら、心を病んでしまうことになるのです。

「いつものように微笑んだだけなのに」の巻

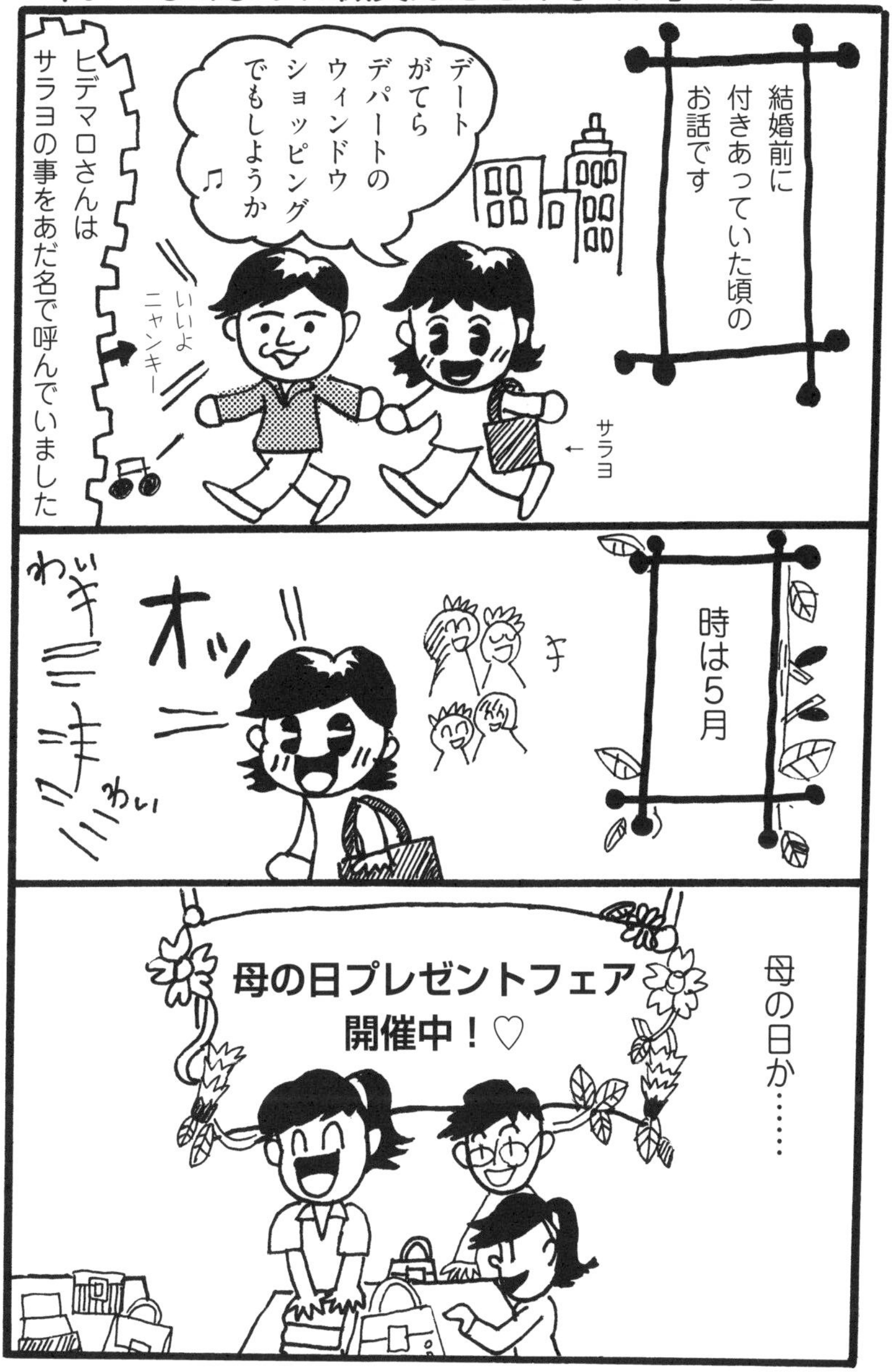

結婚前に付きあっていた頃のお話です
デートがてらデパートのウィンドウショッピングでもしようか♫
いいよニャンキー
サラヨ
ヒデマロさんはサラヨの事をあだ名で呼んでいました
時は5月
オッ
わいキャキャわい
母の日か……
母の日プレゼントフェア
開催中！♡

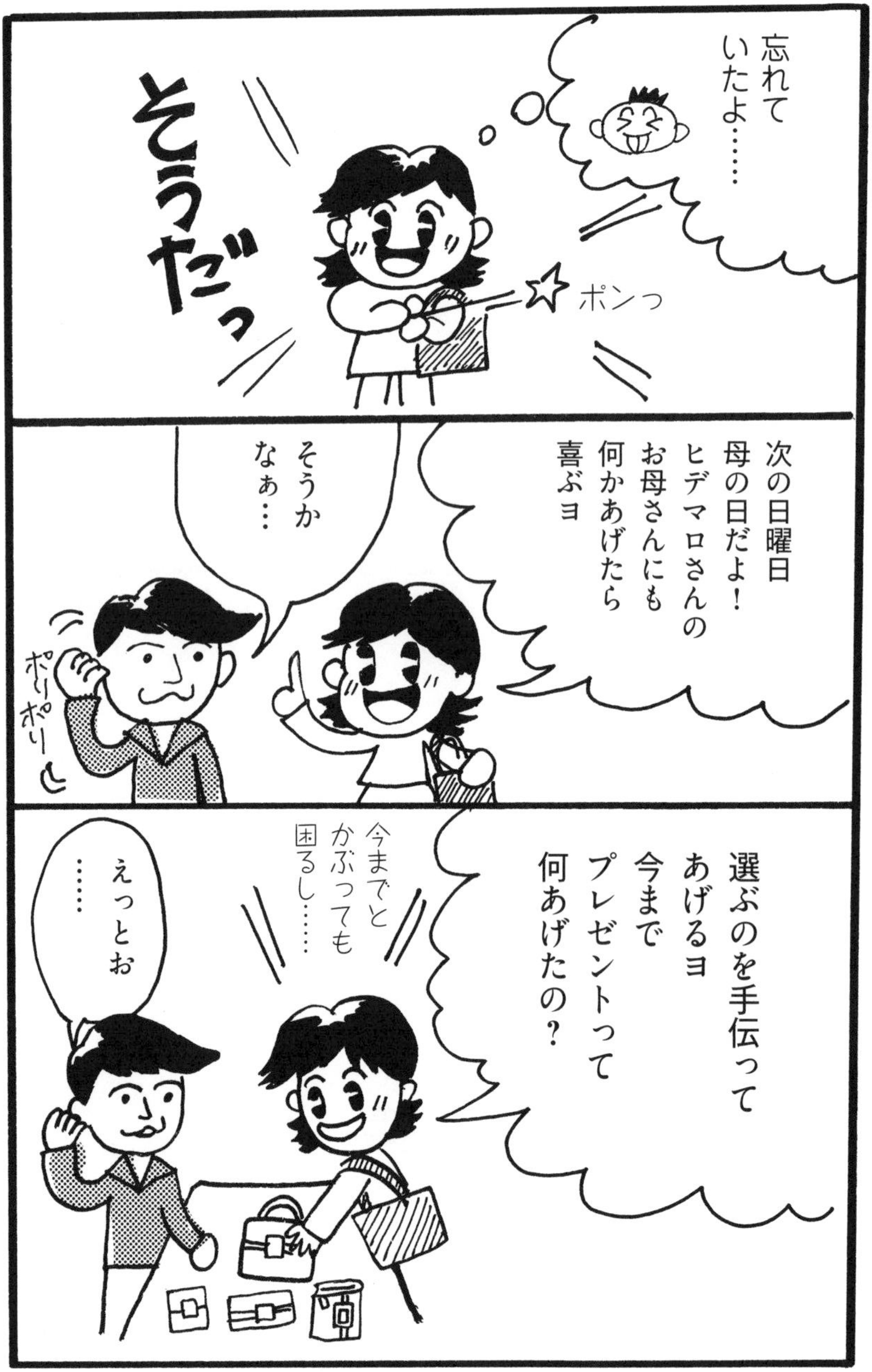

忘れていたよ……
そうだっ
ポンっ
次の日曜日母の日だよ！ヒデマロさんのお母さんにも何かあげたら喜ぶヨ
そうかなぁ…
ポリポリ
選ぶのを手伝ってあげるヨ今までプレゼントって何あげたの？
今までとかぶっても困るし……
えっとお……

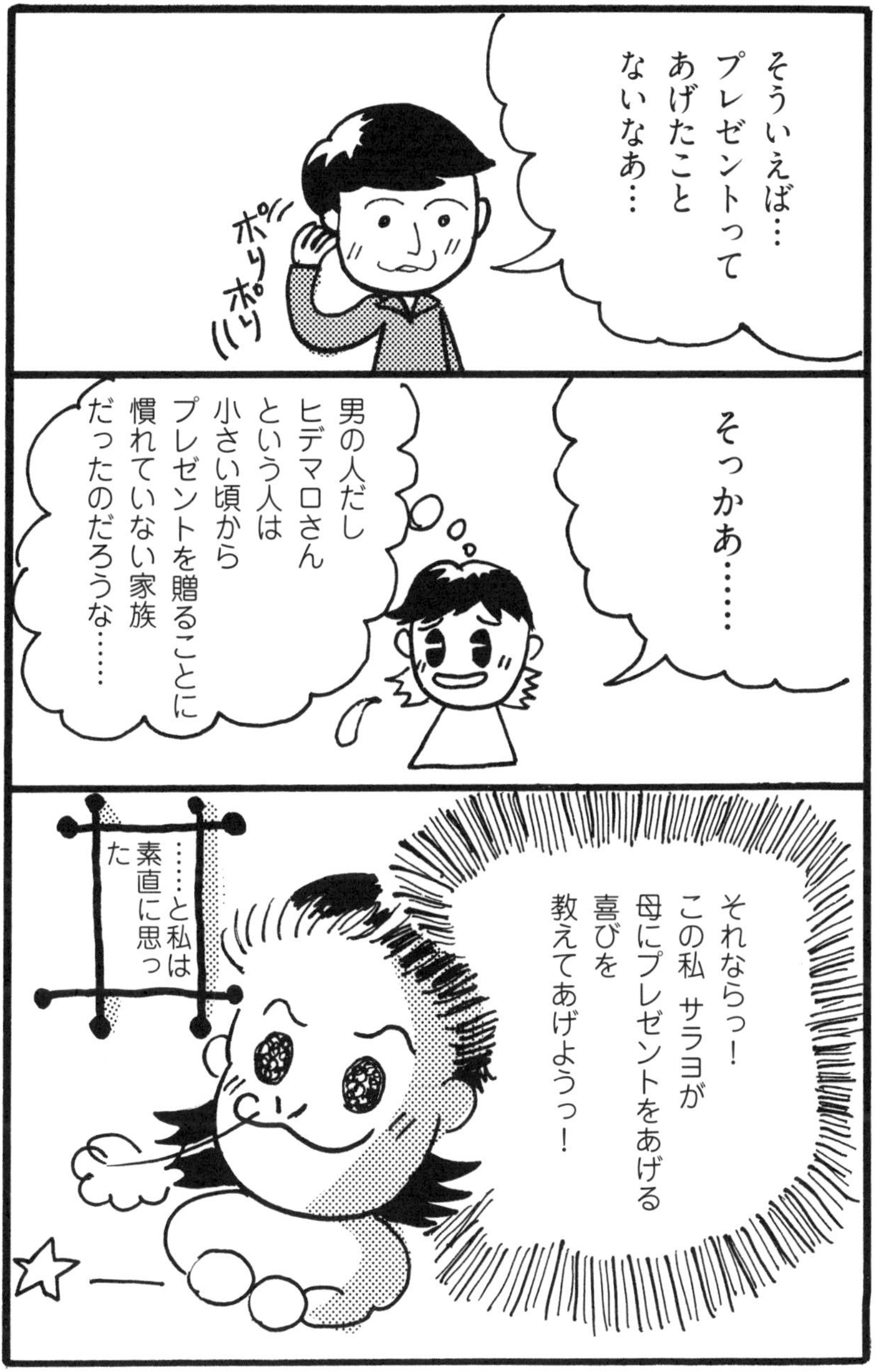

そういえば…プレゼントってあげたことないなあ…

ポリポリ
そっかあ……

男の人だしヒデマロさんという人は小さい頃からプレゼントを贈ることに慣れていない家族だったのだろうな……

それならっ！この私 サラヨが母にプレゼントをあげる喜びを教えてあげようっ！

……と私は素直に思った

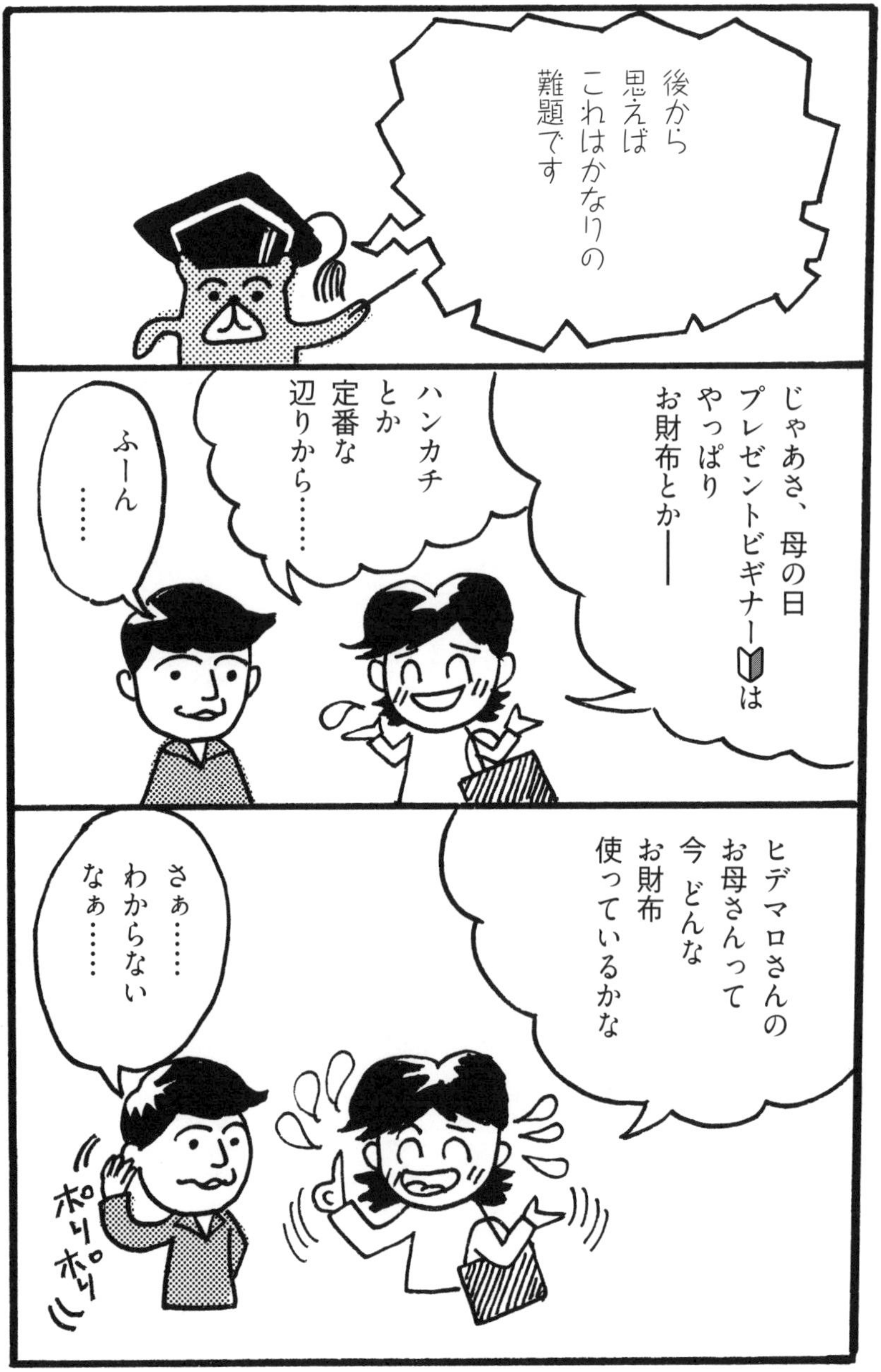
後から思えばこれはかなりの難題です
じゃあさ、母の日プレゼントビギナーはやっぱりお財布とかーー
ハンカチとか定番な辺りから……
ふーん……
ヒデマロさんのお母さんって今どんなお財布使っているかな
さぁ……わからないなぁ……
ポリポリ

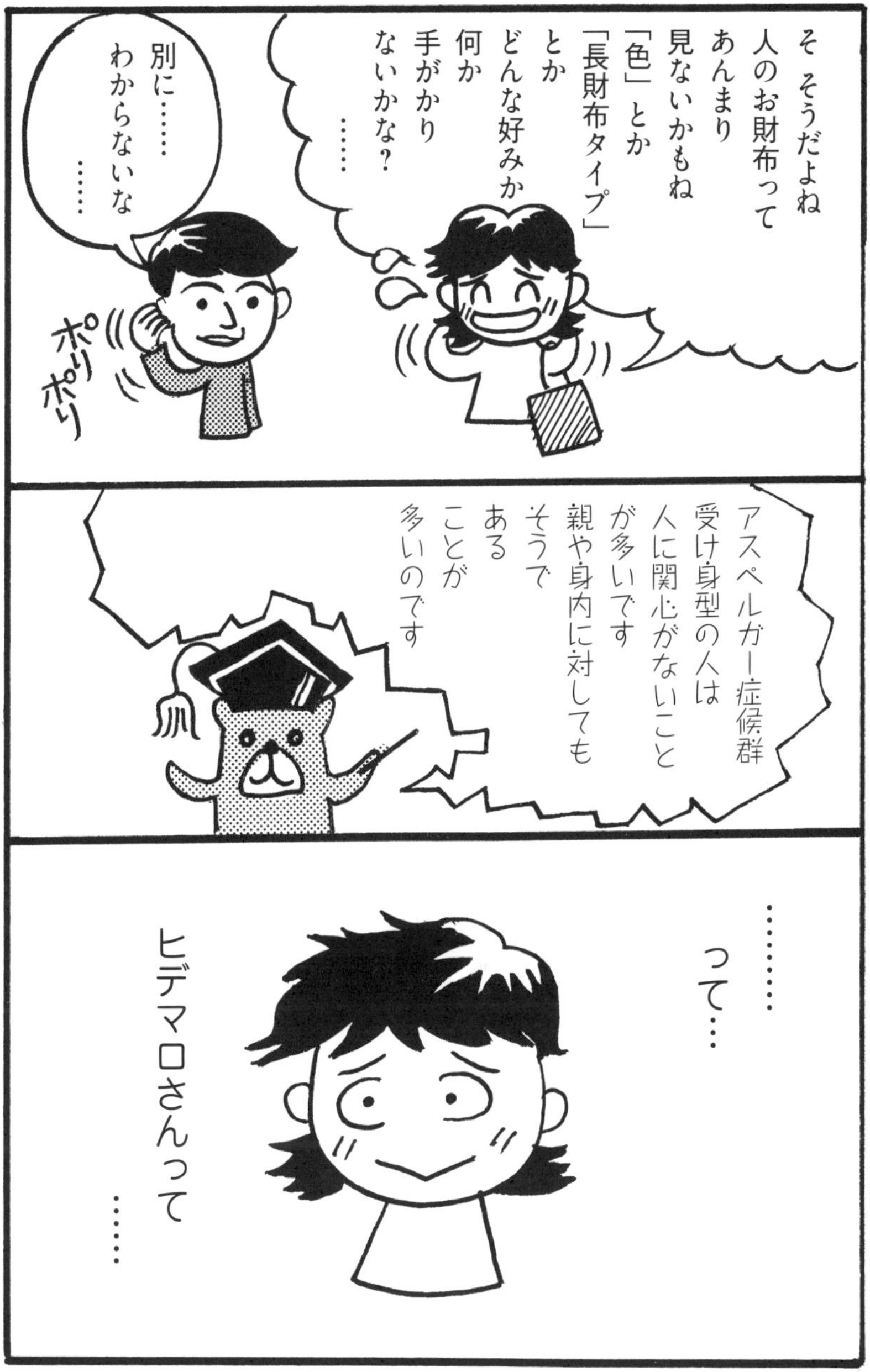
そ そうだよね 人のお財布って あんまり 見ないかもね 「色」とか 「長財布タイプ」 とか どんな好みか 何か 手がかり ないかな？ ……
別に…… わからないな ……
ポリポリ
アスペルガー症候群 受け身型の人は 人に関心がないこと が多いです 親や身内に対しても そうで ある ことが 多いのです
………って…
ヒデマロさんって ……

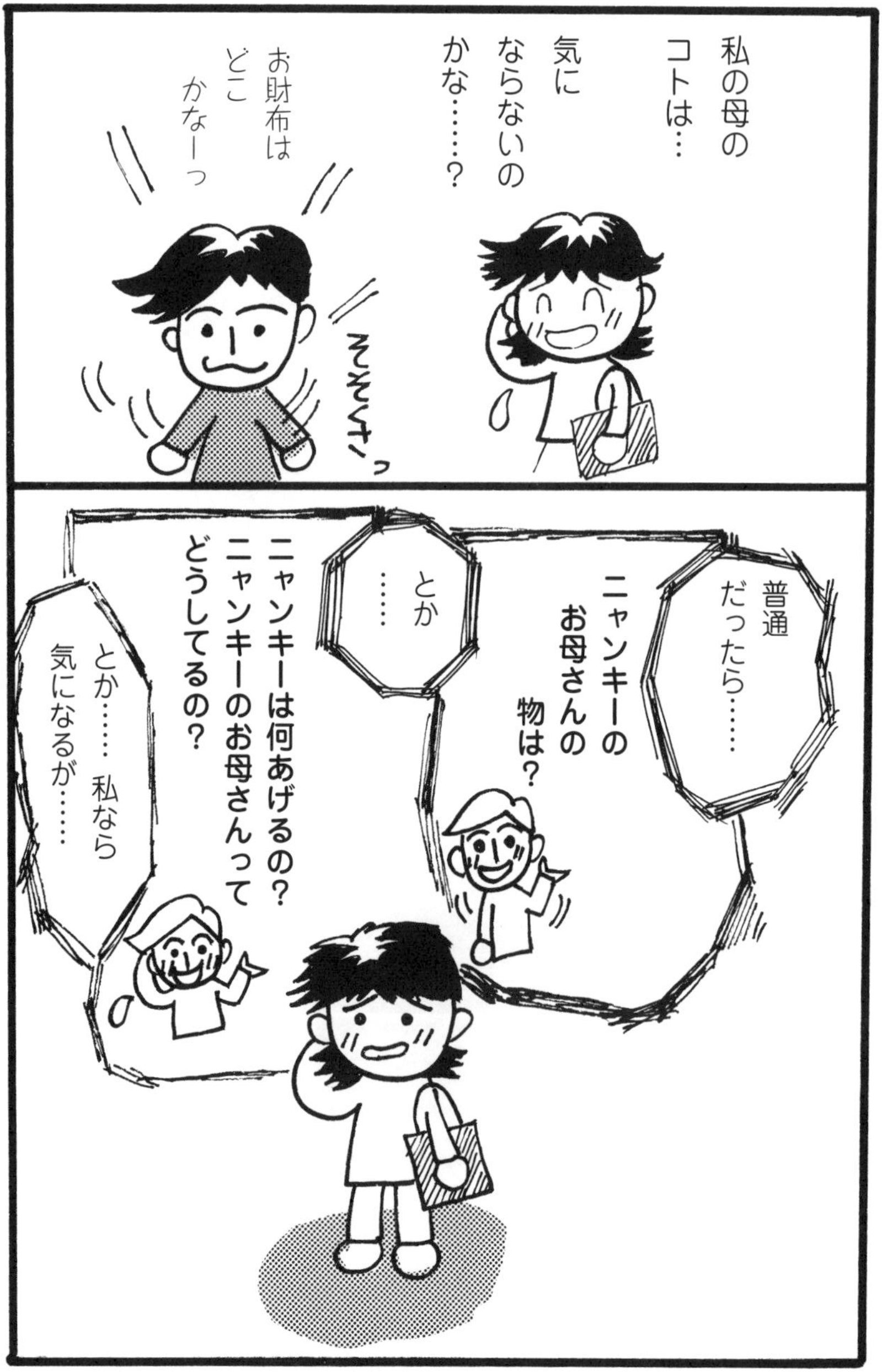
私の母のコトは…
気にならないのかな……?
お財布はどこかなーっ
そそくさっ
普通だったら……
ニャンキーのお母さんの物は?
とか……
ニャンキーは何あげるの?
ニャンキーのお母さんってどうしてるの?
とか……
私なら気になるが……

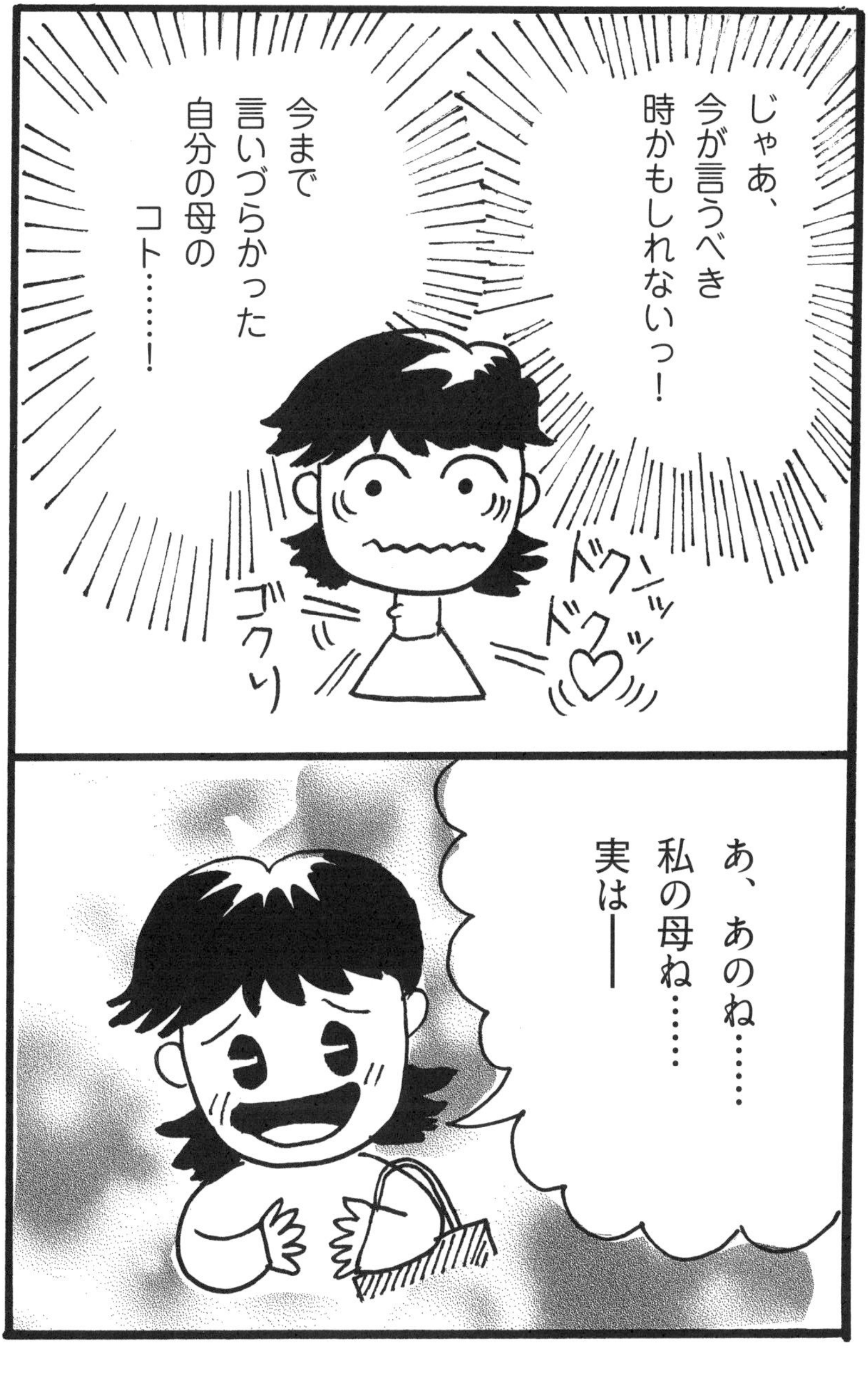

じゃあ、
今が言うべき
時かもしれないっ！
今まで
言いづらかった
自分の母の
コト……！
ドクンッ
ドクッ
ゴクリ
あ、あのね……
私の母ね……
実は——

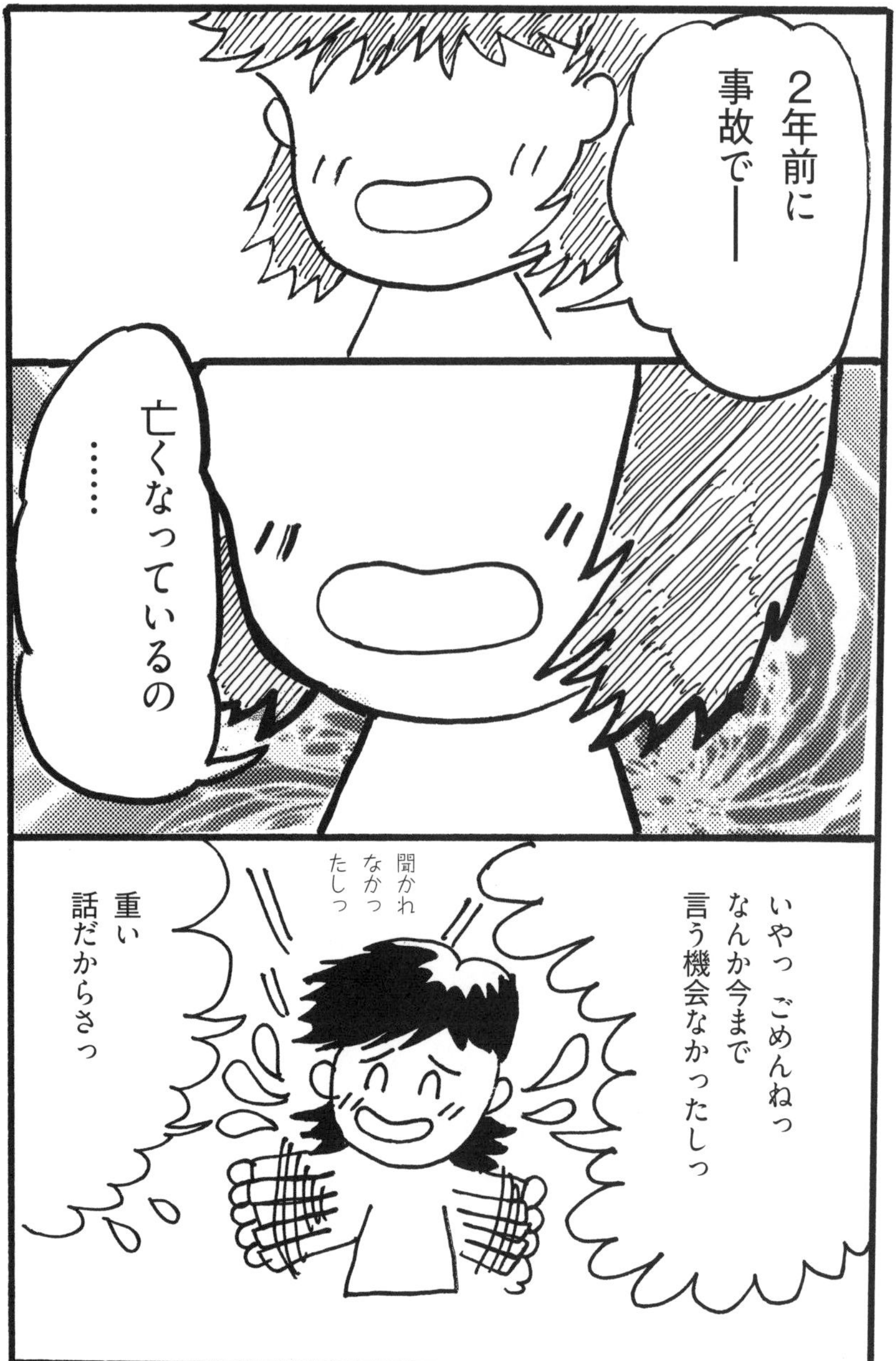
2年前に
事故で——
亡くなっているの
……
いやっ ごめんねっ
なんか今まで
言う機会なかったしっ
聞かれ
なかっ
たしっ
重い
話だからさっ

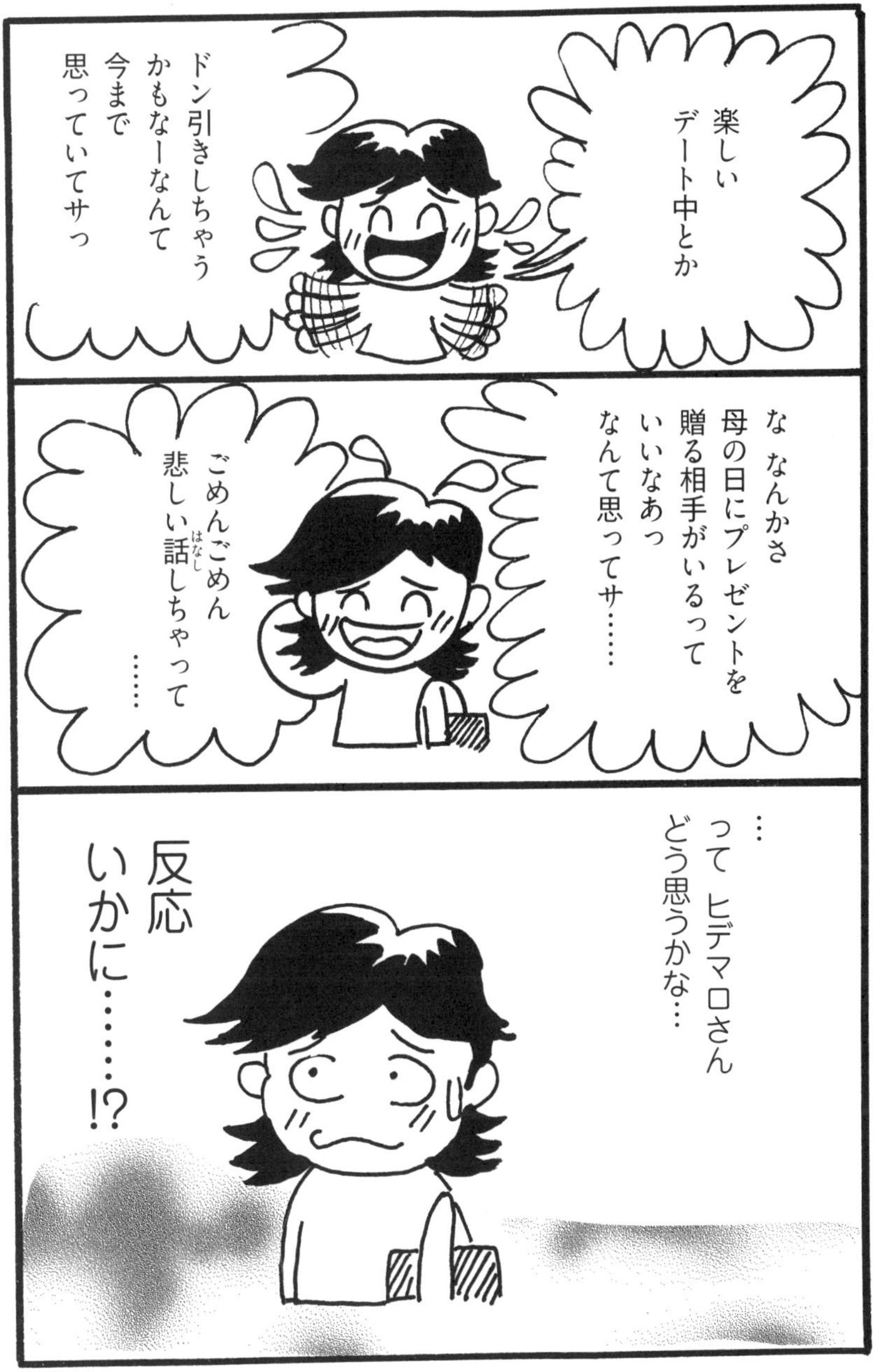
楽しい
デート中とか
ドン引きしちゃう
かもなーなんて
今まで
思っていてサっ
なんかさ
母の日にプレゼントを
贈る相手がいるって
いいなあっ
なんて思ってサ……
ごめんごめん
悲しい話《はなし》しちゃって
……
…って ヒデマロさん
どう思うかな…
反応
いかに……!?

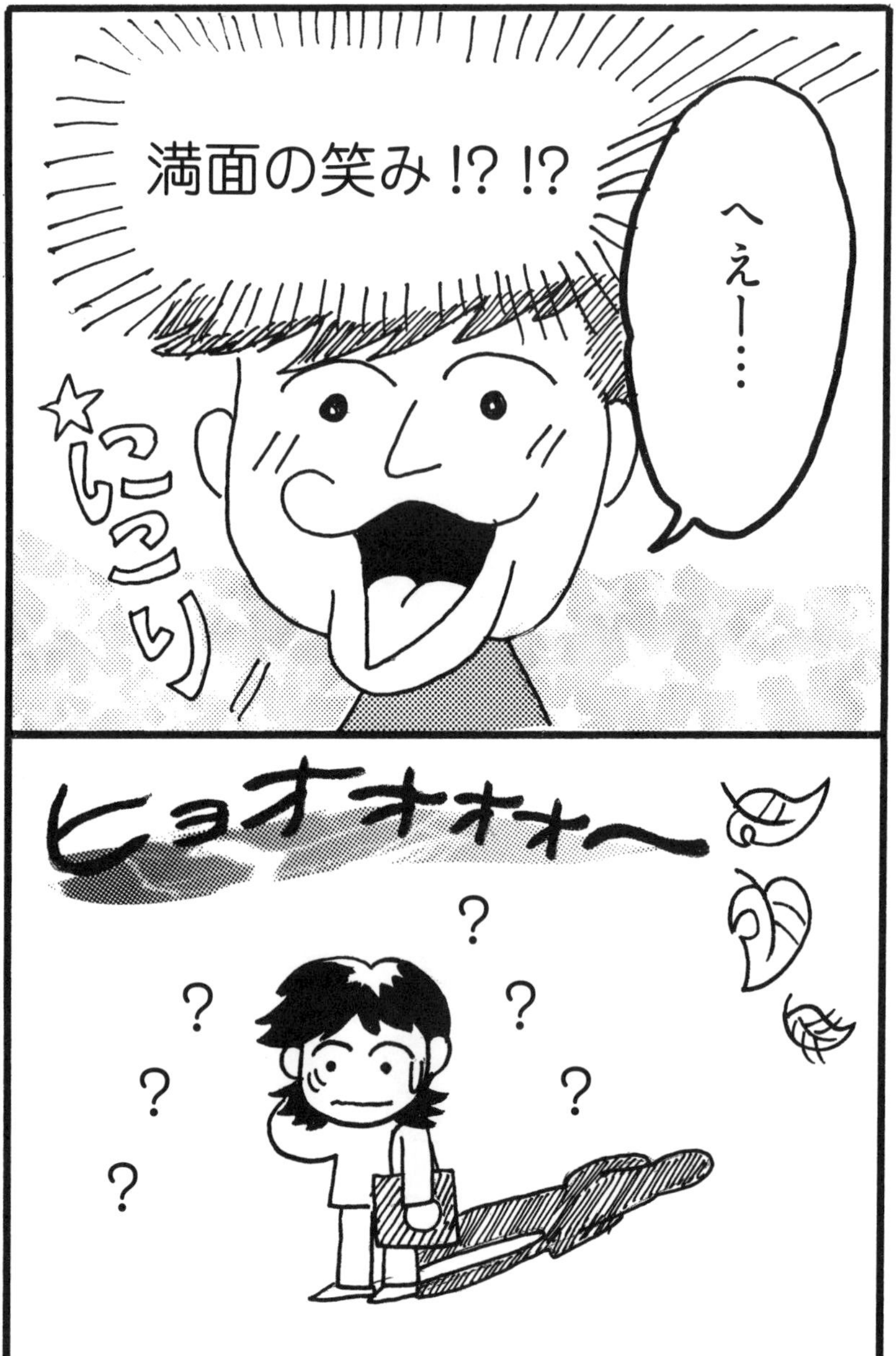
へえー…
満面の笑み!?!?
にっこり
ヒョオオオオー
?
?
?
?
?
?

8 いつものように微笑んだだけなのに

サラヨと交際中のヒデマロさん。遠距離恋愛のアツアツデート中に、デパートで「母の日セール」に遭遇しました。ヒデマロさんのお母さんにプレゼントを贈ろうと提案するサラヨと共に、ヒデマロさんは照れながらも財布を選びました。

そのときヒデマロさんは、サラヨから「私の母は交通事故で二年前に他界した」と告げられます。するとヒデマロさんは、場違いな満面の笑みを返しました。

ヒデマロさん

「へえぇ～」

どうやら、ニャンキーは大事なことを告げたようだ。でも、どうしてほしいのだろう？よくわからないな～。職場でもこんなことがあったかもしれない。そんなとき、どうしてたっけ？　そうか。（にっこり笑う）

「それで、なあに？　ニャンキー」

▒ サラヨ

今までは言い出す機会がなくて伝えられなかったけれど、「母の日」のタイミングだし……いつ言おうかと思っていたけれど、今かもしれない。

あれ!? まさか笑うなんて……? しかも満面の笑み? それ以上は聞かないのかしら? 会話の進展なし? 悪意なし? 深い意味なし? ナイナイづくしみたい……。

普通だったら、

「ええ!? そうなの? 自分の母親へのプレゼントのことばかり考えちゃってごめん」

「知らなかったよ、きみはいつも明るいから。ごめんね、悲しかったよね」

「え……? (言葉が思いつかず、なんと言ったらいいかわからないが悲しい表情)」

といった反応だと思うけれど……。

✤ つまり…

本来であれば、あまりに場違いな反応です。あまりの予想外の反応に、サラヨは自分の目と耳を疑いました。とはいえ、デパートの雑踏の中でしたし、結局サラヨは、自分が聞き間違えたか、相手に自分の言葉がきちんと聞こえていなかったのだと思うことにしました。けれど、ヒデマロさんは、聞こえなかったわけではありません。サラヨの心情を察することができなかっただけなのです。ただし、大事な告白であることはなんとなくわかりました。職場での仕事のときや、これまでの友人関係において、大事なことを聞かれたときに似ていたからです。でも、結局どうするのがよいのかはわかりません。職場では「えーと……（笑ってごまかす）」、友人には「べつに……（笑って流す）」、そうしていれば怒られませんでした。だから、今回もいつものように笑えばよいかな？　と思っただけなのです。

大人になると、職場で大きな仕事（ともすると人事）について問われたり、友人から人生に関わる相談をされたりすることも出てきます。そんなとき、相手が求める答えを返せなくても、にっこりしていればそれほど角が立たないということは学んでいます。よくわからない話や面倒事は、笑って流しておこう――アスペルガー症候群の人でなくとも、それが処世術として身についてしまっている社会人も多いかもしれません。

しかし、すべてがそれでうまくいくとは限らないのも事実です。

「オリンピックの金メダル、うれしくないの？」の巻

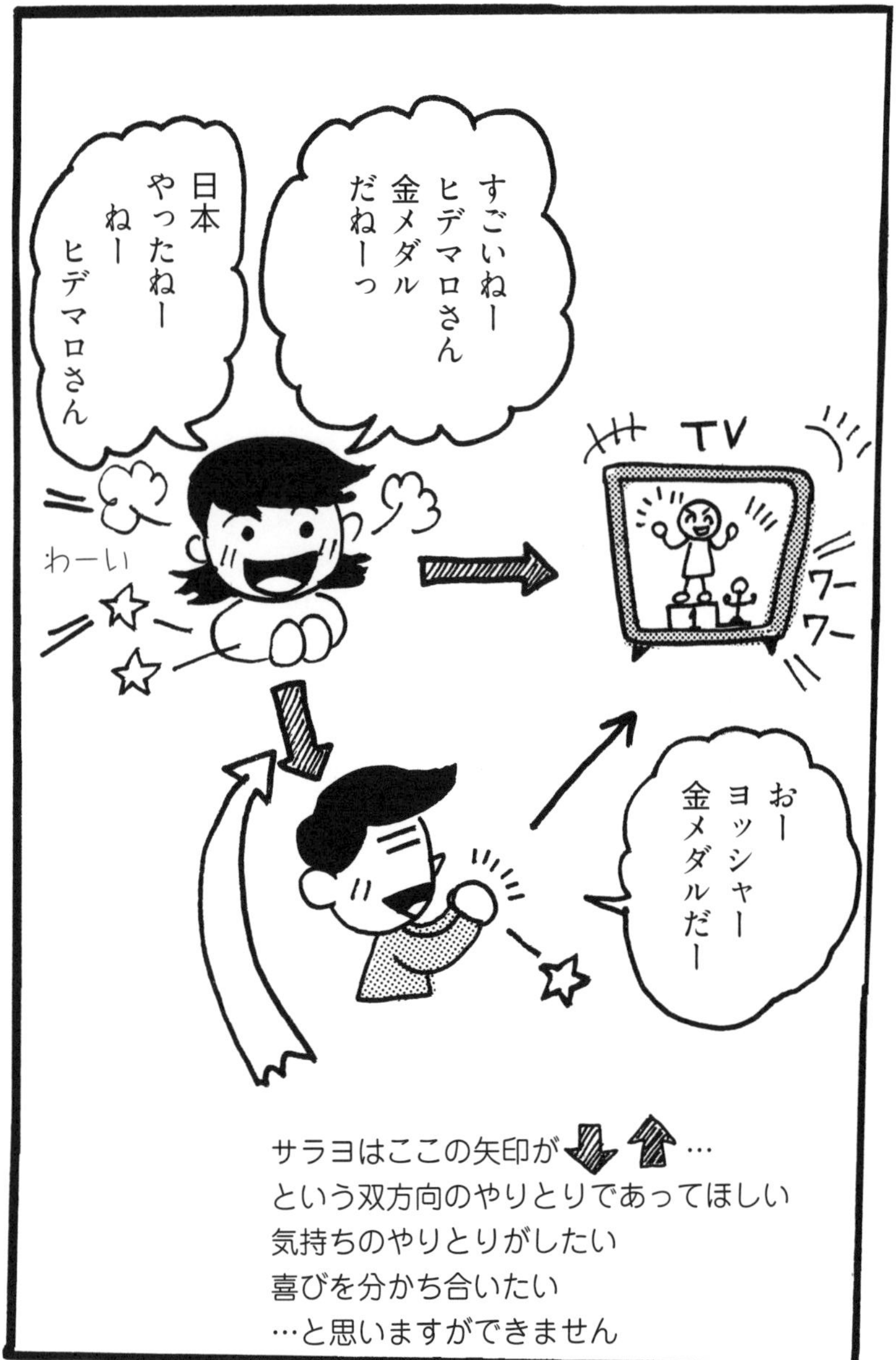
すごいねー ヒデマロさん 金メダル だねーっ
日本 やったねー ねー ヒデマロさん
わーい
TV
ワー ワー
おー ヨッシャー 金メダルだー
サラヨはここの矢印が⇩⇧…
という双方向のやりとりであってほしい
気持ちのやりとりがしたい
喜びを分かち合いたい
…と思いますができません

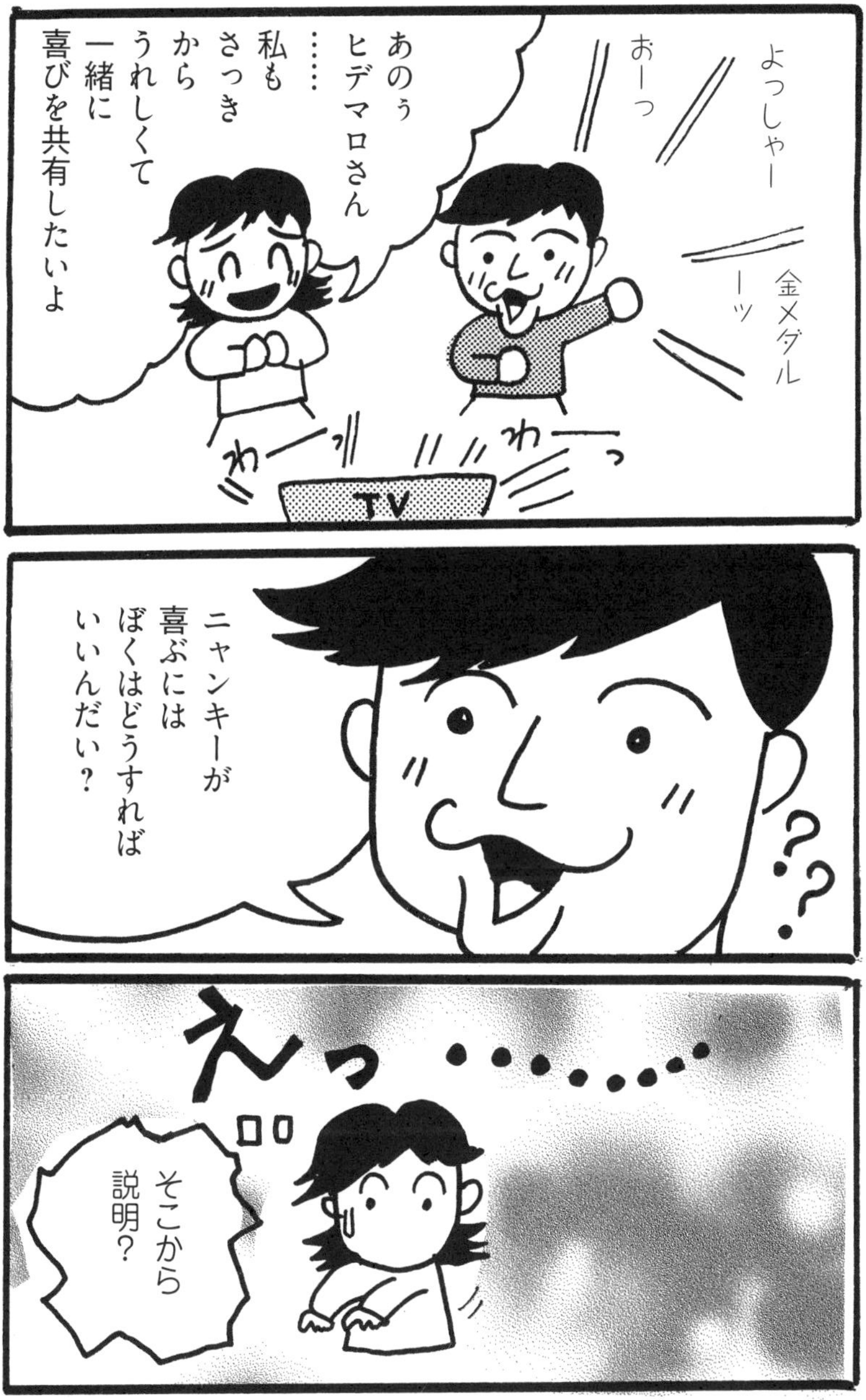
よっしゃー
金メダルーッ
おーっ
あのぅ ヒデマロさん…… 私も さっき から うれしくて 一緒に 喜びを共有したいよ
わーっ
わーっ
TV
ニャンキーが 喜ぶには ぼくはどうすれば いいんだい？
？？
えっ………
そこから 説明？

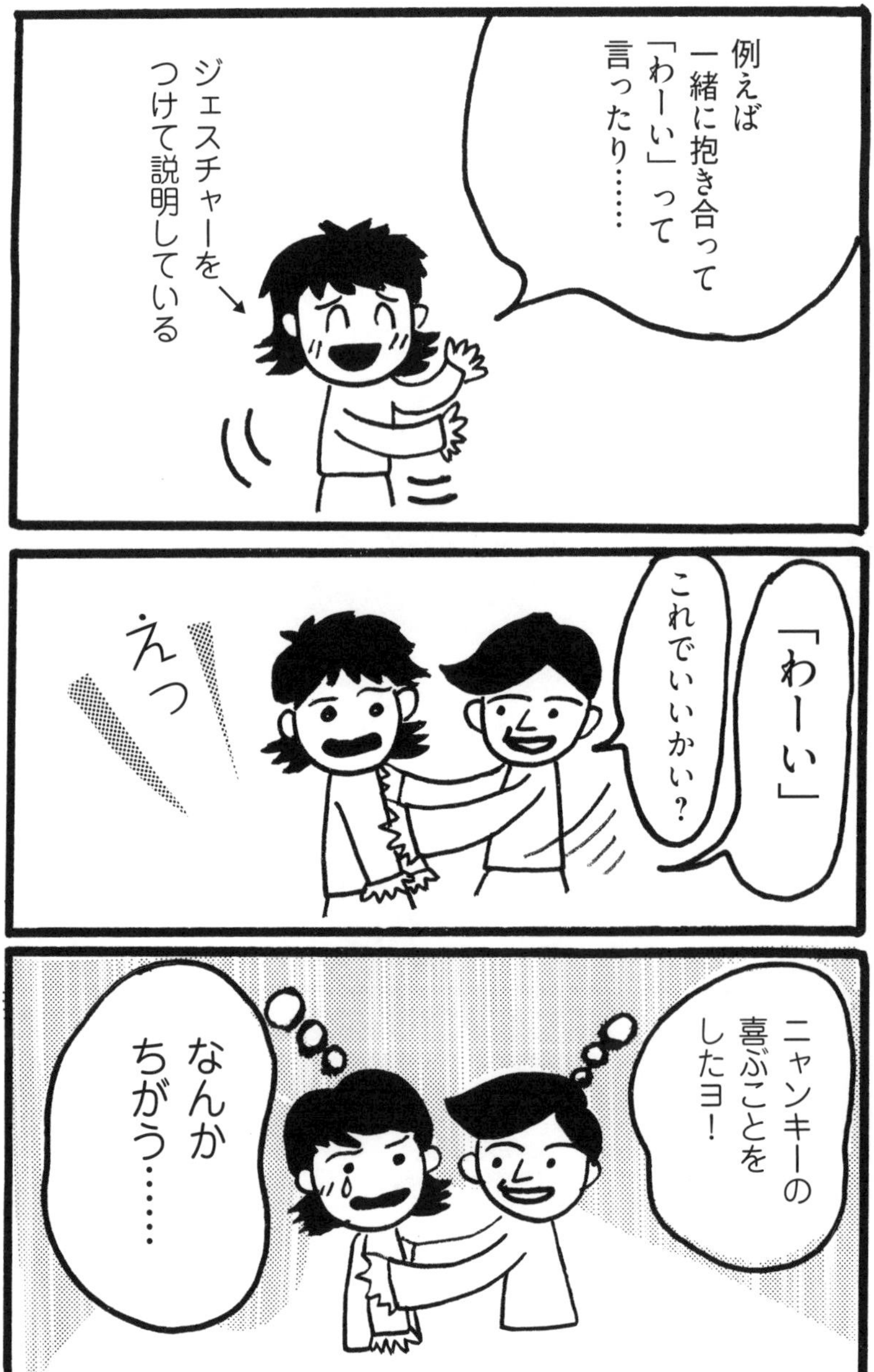
例えば一緒に抱き合って「わーい」って言ったり……
ジェスチャーをつけて説明している
「わーい」
これでいいかい？
えっ
ニャンキーの喜ぶことをしたヨ！
なんかちがう……

9 オリンピックの金メダル、うれしくないの？

ヒデマロさんは、テレビでのスポーツ観戦が好きでした。オリンピック、ワールドカップ、ＷＢＣ……接戦になるとやはり盛り上がります。

ヒデマロさんは、テレビでオリンピックを観ながら、

「おー！　よっしゃあ！」

と興奮しています。そばで観ているサラヨも、

「スゴイねー！　やったね!!　ねー、ヒデマロさん！」

と、共に盛り上がり、ヒデマロさんに声をかけます。しかし、ヒデマロさんの喜びのベクトルはテレビであって、サラヨのほうに向くことはありません。

ヒデマロさん

オリンピックで日本が金メダルをとったので、うれしい。試合も楽しかった。スポーツ観戦はすごく面白いのに、どうしてニャンキーが寂しがるのか、よくわからない。

「ニャンキーが喜ぶには、ぼくはどうすればいいんだい?」

わかった。言ったとおりにすればいいんだね。

「これで、いいかい?」

妻サラヨ

盛り上がるスポーツ観戦。一緒に喜んだり残念がったりしたい。声をかけても、ヒデマロさんはテレビに向かって興奮しているだけだ……一緒に喜びやうれしさを分かち合いたいのに。

「たとえば、一緒に抱き合って『わーい』って言ったり……(ジェスチャーをつけて説明)」

自分の気持ちを話し、説明すると、そのとおりにヒデマロさんはしてくれた。

でも、なんか違う……。


つまり…

ヒデマロさんは、「みんなで」盛り上がる、「みんなで」喜ぶ、「みんなで」残念がる……。この「みんなで」というのが苦手なのです。ヒデマロさんは、サラヨが嫌いではありません。だから、一緒にテレビを観ようと誘います。そして、ヒデマロさんは楽しいし、「ニャンキーも喜んでいる」と感じます。だから、それでよいわけです。一方で、サラヨとしては、同じ興奮でも喜びでも、その感情を共有して気持ちのやりとりをしたいのです。その感情のキャッチボールで絆を深めたいと考えます。これは、喜びに限ったことではありません。ニュースやドラマで悲しい場面を二人で観たとしても、それは一緒に「観ているだけ」で、結局ヒデマロさんが、悲しいのかなんとも思っていないのかはよくわかりませんでした。

「感動の共有ができない」ことは、アスペルガー症候群・受け身型の特性のひとつです。たとえ二人で何かを経験しても、「面白いね」「悲しいね」「素敵だね」といった気持ちの交流があまりありません。ヒデマロさんにとっては、「一緒にする」ことがすべてなので、その経験について「お互いの気持ちをやりとりする」ことは、相手が求めない限り必要性を感じないのです。

交際当初は、「無口な人」「照れ屋さん」「交際に慣れていない人」などで済まされてしまうことも多いと思います。しかし、交際が深まり、結婚するなどして生活を共にするようになると、感情のキャッチボールができないという場面が顕著になってきます。

そのようなとき、具体的にできることはあります。喜ばしいとき（オリンピックや試合観戦、子どもが学校で何かうれしいことがあったときなど）には抱きしめたり頭を撫《な》でたりするように根気強く言い、態度で示すことの大切さを伝え、そのやり方を教えることが大事かもしれません。この場合、妻には頭を撫でるより、ハグのほうが、大人なのでよいことも伝えます。悲しいときやつらいとき（子どもが試合で負けたときなど）は妻や子どもの背中をさすったりするよう伝えるとよいでしょう。

それでもうまくいかないときは、そういう特性なのだと、客観的になり、ある意味諦めることも必要かと思います。たびたび、どうしてほしいのかを説明することに、違和感を覚えるようになってくるのは自然な流れです。ささやかな日常茶飯事の喜怒哀楽であっても、少しずつアスペルガー症候群の人のパートナーは孤独感が増してしまうのです。意思が伝わらないことばかり考えているとストレスが溜まってしまいます。喜びや悲しみを共有できる友人と思いを分かち合うなどして、感情の交流を他に求めてもよいでしょう。例えば子どもの喜びを育児ママ友達と分かち合い、悲しいニュースやドラマの感想は別な友人と話すなどです。

「人の何倍も時間がかかるカレー、お味は？」の巻

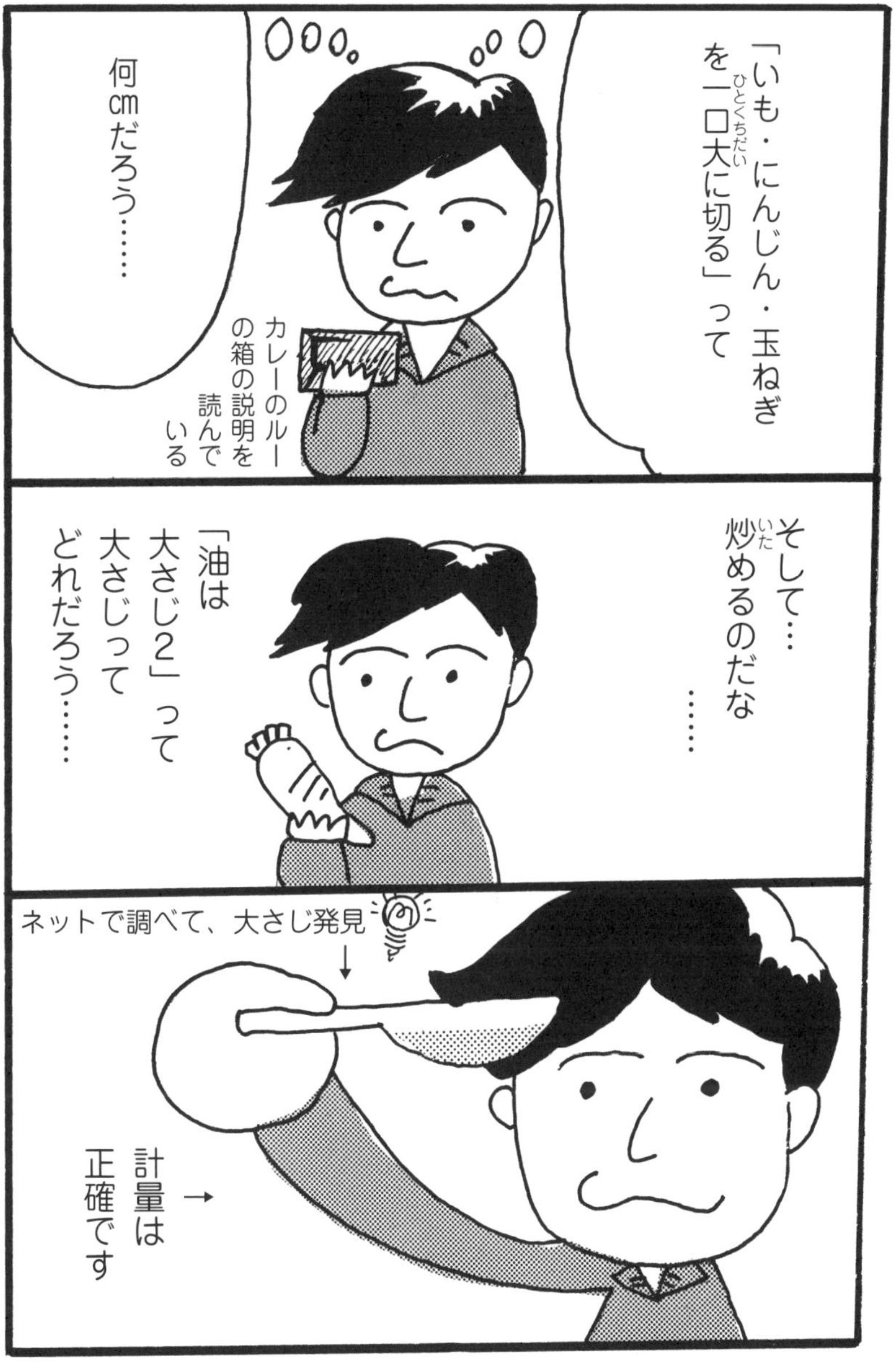
「いも・にんじん・玉ねぎを一口大《ひとくちだい》に切る」って
何cmだろう……
カレーのルーの箱の説明を読んでいる
そして…炒《いた》めるのだな……
「油は大さじ2」って
大さじってどれだろう……
ネットで調べて、大さじ発見
計量は正確です

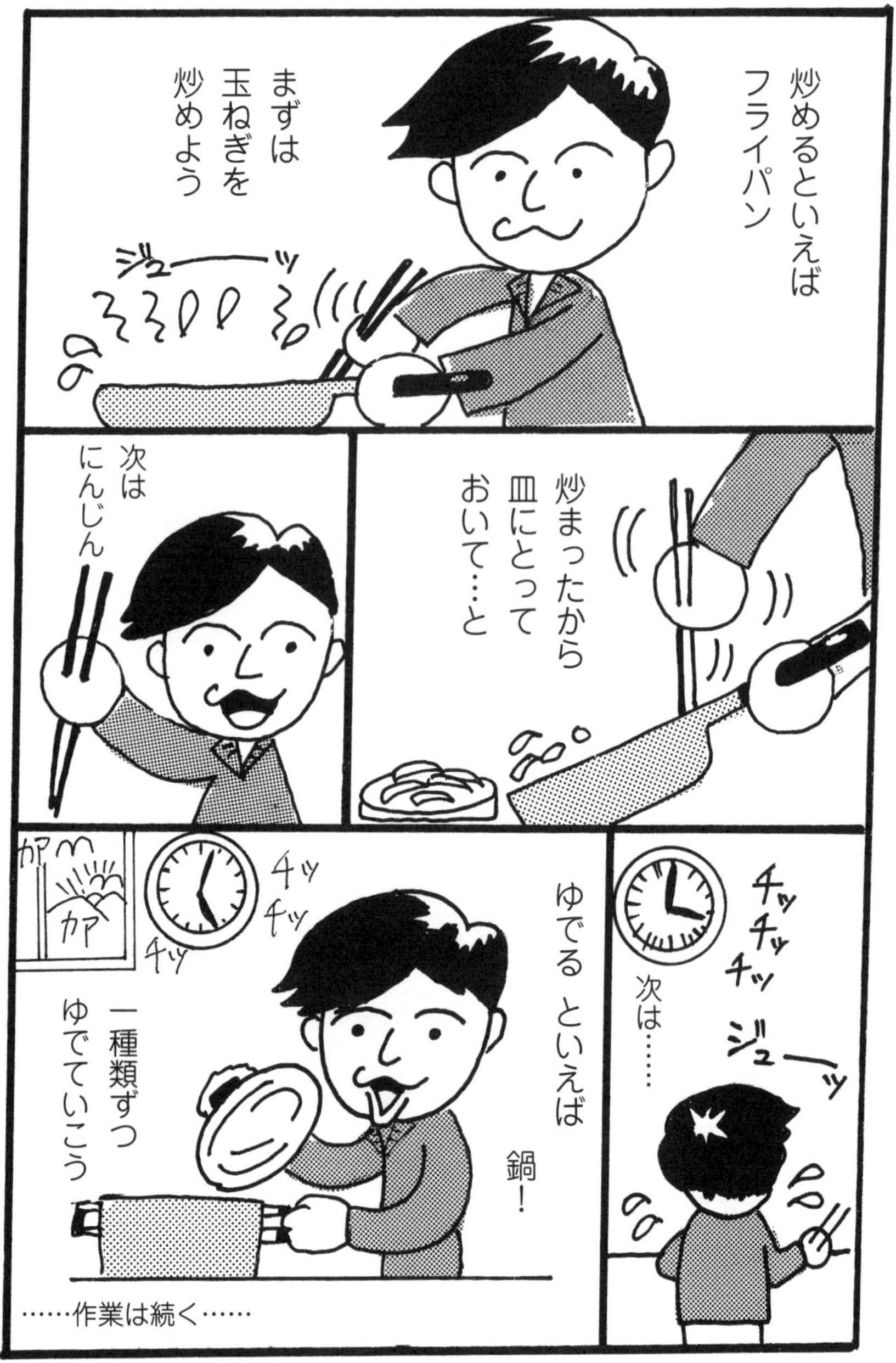
炒めるといえば
フライパン
まずは
玉ねぎを
炒めよう
ジューーッ
炒まったから
皿にとって
おいて…と
次は
にんじん
チッ
チッ
チッ
次は……
ジューッ
ゆでる といえば
鍋!
一種類ずつ
ゆでていこう
チッ
チッ
チッ
カア
カア
……作業は続く……

10 人の何倍も時間がかかるカレー、お味は？

ヒデマロさんは、料理が苦手でした。しかし、妻であるサラヨが、ある日（一度だけでしたが）、「手作りのカレーが食べたいな……」と言いました。ヒデマロさんは、初めての料理（たぶん、家庭科の授業は、まだ男性にはなかった時代だったかもしれません）に挑戦しました。

ヒデマロさん

カレールーの箱に、「にんじん・いも・玉ねぎなどを炒め……」と書いてあるから、順番にひとつずつ切って、一種類ずつ炒めた。いもを炒めて取っておいて、次に玉ねぎを炒めて取っておいて……。大変だなぁ。「次は、ゆでる」と書いてあるから、順番にまた一種類ずつゆでていけばいいんだ。いもをゆでて取っておいて、次に玉ねぎをゆでて取っておいて……。器が多くいるなあ。時間がかかるなぁ。最後に「カレールーを入れる」って書いてある。やっと完成だ!!

妻サラヨ

切った具材をいっぺんに炒めて、いっぺんにぐつぐつ煮ればいいのに。一種類ずつやっていたら時間がかかることくらいわからないのかしら。でも、一生懸命、作ってくれたことはよいことだし、進歩だよね。

「すごくうれしいよ。ありがとう。でも、次に作るときにはね……」

つまり…

ヒデマロさんは、カレールーの箱に書いてあるとおりに作れば美味しくできると思い、説明を読みます。ただ、「いっしょに炒める」と書いていないとそう読み取れないのです。本人は、箱に書いてある「文字どおり」に作っているのです。

単純な作業は得意なので、慣れれば、にんじんやいもの皮むきがとても上手になるかもしれません。何人分の料理には、何グラムの具材が必要で……といった計算もかなり正確におこなうため、味で大失敗するといったこともありません。

しかし、「料理」とは、途中で味見をしながら臨機応変に調味料を足したり、美味しい料理にするための工夫を加えてみたりする創造性が必要とされる作業でもあります。また、「料理」と一口に言っても、たいていの場合は、具材を切りながら鍋を温めたり、煮ている間に洗い物をしたり、なにかを同時におこなうのが効率的です。そのような「臨機応変さ」や「創造性」が求められたり、「二つのことを同時におこなったりする」作業には、ヒデマロさんは向いていません。しかし、一つ二つでも何かしら料理が作れないと、妻のサラヨが何かあったときに子どもたちが困ります。ヒデマロさんも、覚える気がまったくないというわけではないので、サラヨが効率のよい作り方をくり返し教えます。けれど、ひとりで作れるとは限らないうえに大変時間がかかるので、結局、サラヨが作るほうが早いということになってしまうのです。

サラヨが周囲の人に話すと、「料理のできない男の人は多いから……」「根気よく教えたらいいよ」「主婦なんだからあなたがすべきよ」などと言われ、なかなか共感してもらえません。サラヨもまさかヒデマロさんがアスペルガー症候群・受け身型だとは思ってもいなかったので、複雑な気分になるばかりでした。

とはいえ、アスペルガー症候群の人が料理にいっさい向かないかというと、そういうわけではありません。あるアスペルガー症候群の別の人は、素材や食感、においなど「料理」に対する「こだわり」があったので、専門の料理本にそって必要量を正確なまでに測り、そしてカレーのルー作りや、かつおぶしを削るところから始まるだし作りを極めようとするので、とても美味しい料理を作ることができます。

また、計量に細かいところなどは、大量生産の食品工場や、お弁当屋さんなどで活躍することもできます。味や素材や計量に必要以上にこだわることを活かせば、素晴らしいひと品を作れる料理人の素質があるかもしれません。

ヒデマロさんの場合、サラヨがインフルエンザで倒れたときに、どうしても子どもたちに昼食を用意せねばならないときがありました。寝込んでいるサラヨに対し、ヒデマロさんが、

「ニャンキー、ごはんまだ？　子どもたちもぐずっているよ」

と言いました。

サラヨが

「インスタントラーメンでもいいから、お願い、食べさせておいて。説明は袋に書いてあるから」

と布団から言うと、ヒデマロさんは、子どもたちにインスタントラーメンを作ることができました。また、具なし焼きそばも作ることができました。このように単純な料理は時

間や計量をきちんとして、すごく丁寧に作ることができました。そのことがすごくうれしくて、褒めて感謝しました。すると！　なんと！　ある休日にサラヨに
「ニャンキー、まるちゃんの醤油ラーメン食べるかい？　作ってあげるよ」
とヒデマロさんのほうから言ってきたのです。私は、結婚何年来のことだったろうと、感謝の気持ちでいっぱいになり、ありがとうと泣きそうになったことを記憶しています。

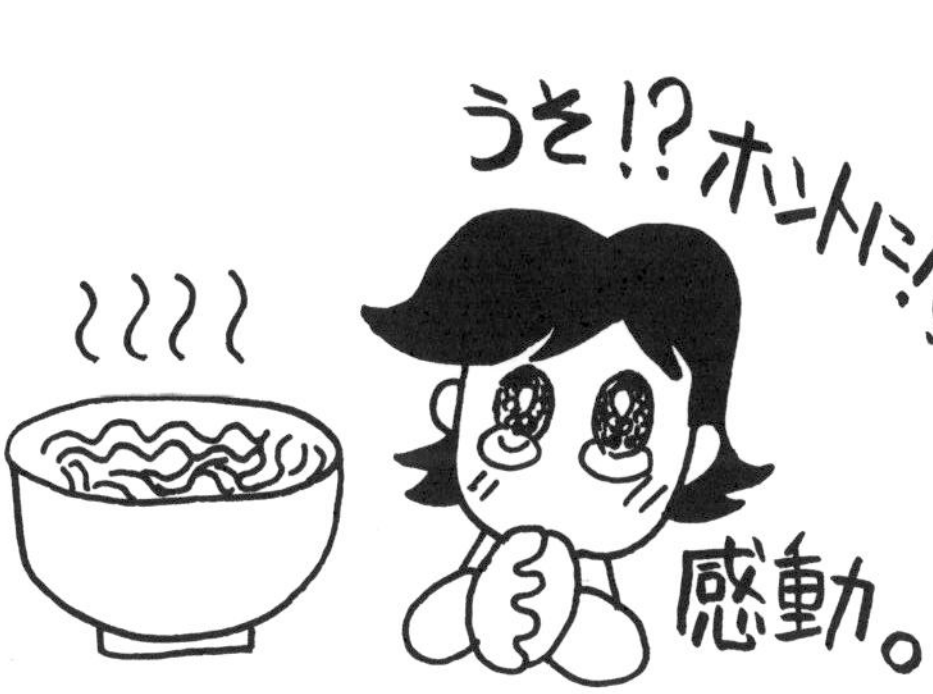

11 調停員も「何を考えているのかわかりません」

ヒデマロさんは、サラヨに「離婚したい」と言われました。けれど、ヒデマロさんは離婚したくはありません。そこで、家庭裁判所で離婚調停がおこなわれることになりました。ヒデマロさんとサラヨはそれぞれ別室にいます。調停員がそれぞれの部屋を訪れて言い分を聞き、相手方に伝えます。

■ヒデマロさん

調停員はぼくに言った。

「サラヨさんは、あなたに会いたくないと言っています。サラヨさんの離婚への意志は固いようです。お子さんのこともありますので、あなたの意見を聞きたいのですが、どのようにお考えですか?」

ぼくはニャンキー(妻のサラヨ)に会いたいし、離婚したくない。だから、そのまま、そう答えた。

調停員は、困った顔をして、同じようなことをまた言った。

「サラヨさんは顔も見たくないと言っているほどなんです。このような状態にまでなってしまった場合は、復縁してもほぼうまくいくことはありません。離婚するにあたって、あなたの要望を聞きたいのです。その要望は、責任をもってサラヨさんに伝えます」

要望って、なんだろう。ぼくは離婚したくないんだ。

「要望……ですか？　離婚したくないとニャンキーに伝えてください」

調停員は黙ったままだ。

妻サラヨ

調停員：「ヒデマロさんは『離婚したくない』って言うだけで、結局どうしたいのか……、私もヒデマロさんが何を考えているのかわかりません。どういう人なんですか？」
サラヨ：「そういう人なんです。とりあえず、私からの要望を伝えてください」

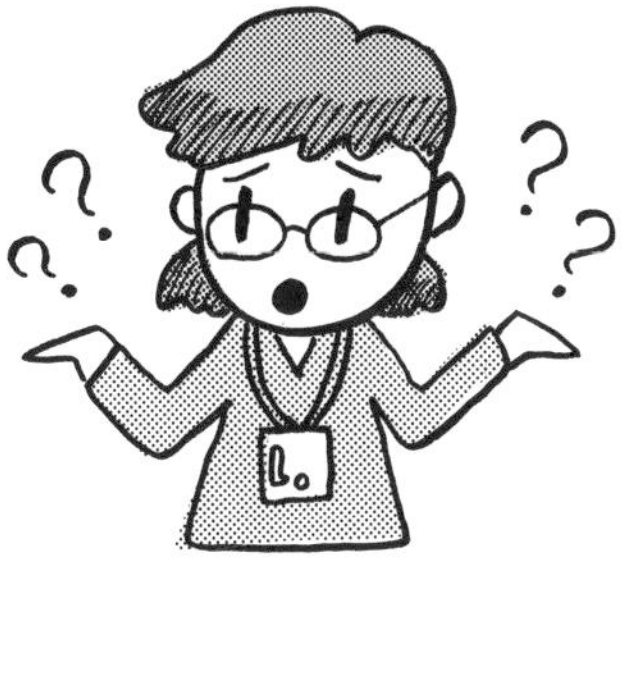

つまり…

ヒデマロさんとサラヨの離婚に至るまでの日々を振り返ると、ヒデマロさんのアスペルガー症候群の特性によって、サラヨは孤独感や違和感が募《つの》り、説明してもヒデマロさんができないゆえの家事や育児の負担が積み重なり、結果的にうまくいかず、離婚することになってしまいました。離婚する際には、ヒデマロさんがアスペルガー症候群だとサラヨは気づいていたわけではありません。理解して結婚していたら、サラヨにはまた、別の選択方法もあったかもしれません。

ヒデマロさんにとっては、それまでの生活のなかで自分に非はなく、心のキャッチボールができない孤独感や不安と言われても、サラヨが言ったとおりにしてきたはずなので、なぜそれではダメだったのかが思い当たりません。育児についても言われたことはしてきたはずなのに、どうして子どもに会えなくなるのかも思い当たりません。

しかし、そう言われても、ヒデマロさんはサラヨのことを好きであることには変わりはないので、「どうしたら妻と離婚しないでいられるか」を考えます。ですがヒデマロさんは「何が悪かったのか」もわからず、「何か謝ればいいのか」もわからず、ヒデマロさんには何もかも「わからない」のです。調停員が、具体的な解決方法についての意見や要望をヒデマロさんに聞いても、「無言」であったり、「さあ……」という答えであったり、「何をすればいいのでしょうか」「離婚はしたくない」と言うばかりで、ヒデマロさんから具体策を提示する言葉がなく、話し合いの内容が深まらないため、離婚調停員もイライラし困るほど、具体的な諸事が遅々として進まないのです。

Ⅱ　大人のアスペルガー症候群とは？

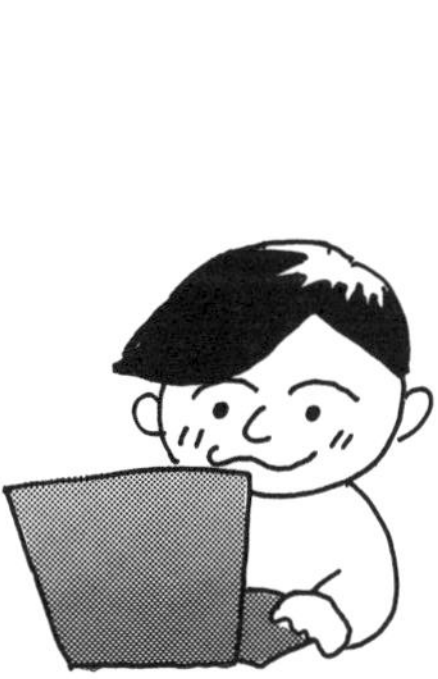

1 発達障害のひとつです

最近では、学校において特別支援教育が組み込まれるようになり、障害のある児童生徒に対して一人一人のニーズを把握し、必要な支援を行うという流れなどもあって、「発達障害」という言葉を世間一般でもよく耳にするようになったと思います。

「発達障害」とは、脳の機能の障害によって、認知や行動に独特の特性が現れるものです。「発達障害」には、「自閉症」や「アスペルガー症候群」、「ＡＤＨＤ（注意欠如・多動性障害）」「ＬＤ（学習障害）」などがあります。

そのなかで、「アスペルガー症候群」は、「広汎性発達障害」に入る疾患のひとつです。自閉症の特性をもちつつも、知的障害のように学力や語彙力《ごいりょく》の遅れがないため、子どもの頃にはとくに大きなトラブルにならない限り、見過ごされてしまうこともあります。

※本書では、国際疾病分類（ＩＣＤ）やアメリカ精神医学会の診断マニュアル（ＤＳＭ）による細かい基準はとりあげず、ざっくりと説明します。

2 アスペルガー症候群の特徴

アスペルガー症候群は、良くなったり治ったりすることはありません。では、アスペルガー症候群にはどのような特性があるのでしょう。おおまかに三つあげてみます。

1. 社会性の障害（対人関係の障害）

これは、集団生活において、その「場」の空気が読めず、適切な状況判断ができないという特性を示します。わかりやすくいうと、集団生活のルールや対人関係の礼儀（基本的マナー）を理解することができません。

このような特性をもつ人は、相手の気持ちに合わせた会話ができないため、人間関係でトラブルを起こしやすくなります。例えば、悪意はないのに、相手を傷つける率直すぎる発言をしてしまったり、その場の状況に不適切な振る舞いや表情をしてしまったりして、周囲の人から反感を買うことがあります。相手に応じて態度を変えず悪意がないことは、裏表がなく誠実で素直な人とも捉えられますが、柔軟性が乏しいため場面にふさわしい対応ができないのです。

2. 会話が成立しづらい（会話が広がらない）

これは、言葉の裏（真意）や比喩、冗談などを適切に理解できないことが多いという特性を示します。つまり、書かれた文字や、会話の中での言葉を「その文字どおり」に受け取ってしまうということです。

アスペルガー症候群と診断される人のなかには、語彙が異常に豊富で、難解な言い回しを好む人もいます。そして、必要以上に回りくどく、精密で細かい表現を使って話す傾向が強い人もいます。

3. こだわりが強く、想像力が乏しい

一定の手順、パターン化された作業や生活を好むという特性を示します。生真面目すぎて、頑なにルールやきまりに従い続けるようなこだわりが見られる場合もあります。つまり、融通が利かず、臨機応変に振る舞うことができないのです。

「アスペルガー症候群」の特性についてざっくりと説明しましたが、人によってその特性が日常生活でどのように現れるかは千差万別です。

「アスペルガー症候群」と思われる人の身近にいる人たちにとっては、それぞれの特性をもつ人に、どのようにして、「変えること」「その場に合わせること」「臨機応変に対応すること」ができるようにしてもらえるかが、ひとつのカギになるかもしれません。

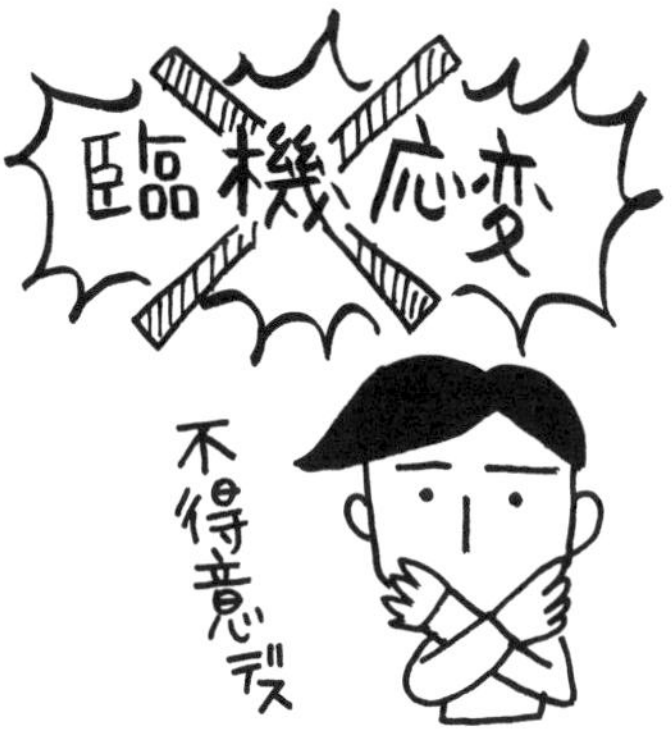

③ アスペルガー症候群の三つのタイプ

アスペルガー症候群には三つのタイプがあると言われています。そのタイプの特徴を簡単に記述しますので、ひとつの目安として参考にしてください。

1. 積極奇異型

・つねに積極的
・感情表現が大げさ
・自己中心的に見える
・人との距離が近く、なれなれしく接する
・思ったことを全部言ってしまう
・衝動的に行動する

2. 受け身型

・何に対しても受け身で行動する
・自分から積極的に人と関わろうとしない（関わるのが苦手）
・表情が乏しい
・自分の気持ちが言えない（「NO」と言えない）
・人と距離を置く
・場になじみにくい
・目立たない

3. 孤立型

・他人と関わるのが苦痛なためひとりでいることを好む
・自分以外の人が景色のように映っていると感じる
・孤独を好む

大人になるにつれてこれらのタイプは変わっていくことがあります。例えば、子どもの

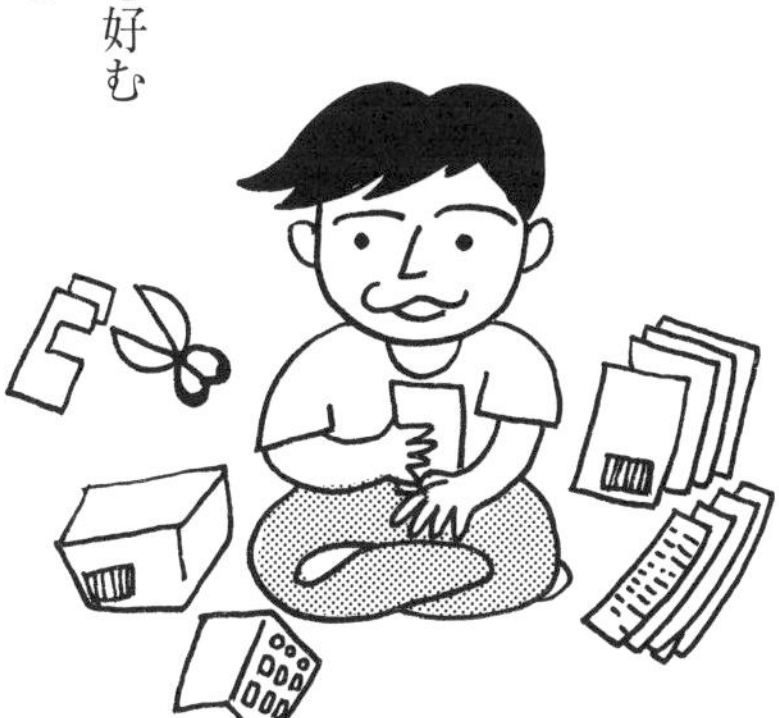

頃は、①積極奇異型だったのに、成長するにつれて②受け身型や③孤立型に変わっていくなどです。

ちなみに、大人になってから出会った私のパートナーは、②受け身型でした。子どもの頃はどうだったのかはわかりません（自分から関わろうとしないという特性をもっているのですから、「自分の子どもの頃のことを話す」ということもありませんでした）。

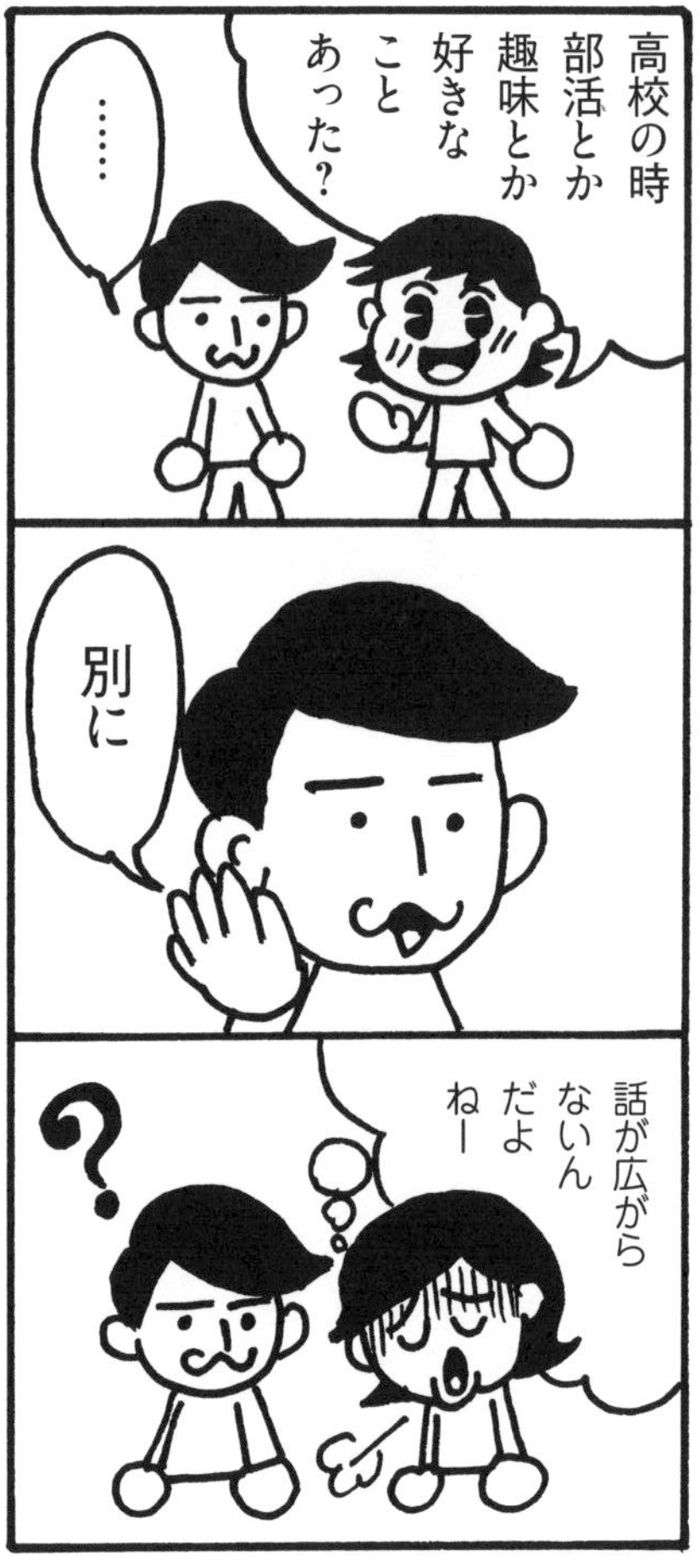
高校の時
部活とか
趣味とか
好きな
こと
あった？
……
別に
話が広がら
ないん
だよ
ねー

III

アスペルガー症候群のよいところ探し

受け身型

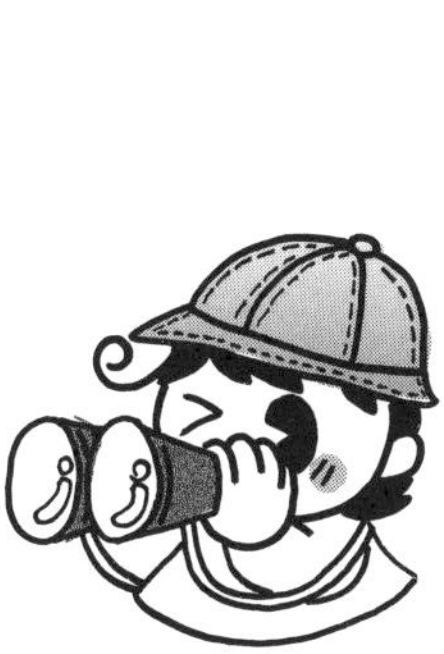

1 自分が好きなこと、こだわりがあることには集中する

自分が好きなことには集中して取り組むので、興味をもてば難関な資格の取得や、専門分野の知識を得るための勉強に邁進《まいしん》することができます。そのため、アスペルガー症候群と思われる人々のなかには、「医師」「研究者」「弁護士」などの職種に就いている人もいます。

ちなみに、この傾向は趣味にもあてはまります。ヒデマロさんの場合は、懸賞ハガキでの応募、応募するためのバーコードやシール整理が得意でした。レシートや通帳の管理も得意でした。

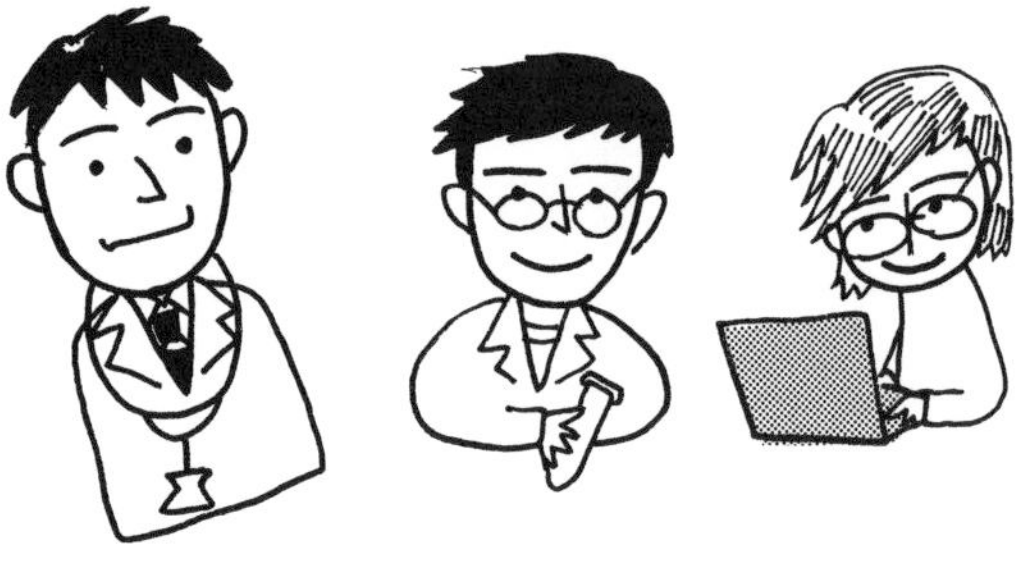

2 単純な反復作業を苦にしない

パソコン作業や製図、測量、計算、清掃、工場での製造工程など、これらには正確さと淡々と業務をこなせる忍耐力が求められます。本来であれば、心労の多い作業かもしれません。しかし、アスペルガー症候群の特性のなかに、こういった単純な反復作業が苦にならないというものがあります。そのため、こういった職業で困り感を抱くことはなく、かえって適職ともいえます。

ちなみに、ヒデマロさんは行政職にあり、測量や予算関係の仕事をしていたので、まさにドンピシャだったといえます。

さらに、人とあまり関わらなくてもよい仕事や、人の気持ちを汲み取る必要のない仕事が合っているように感じます。

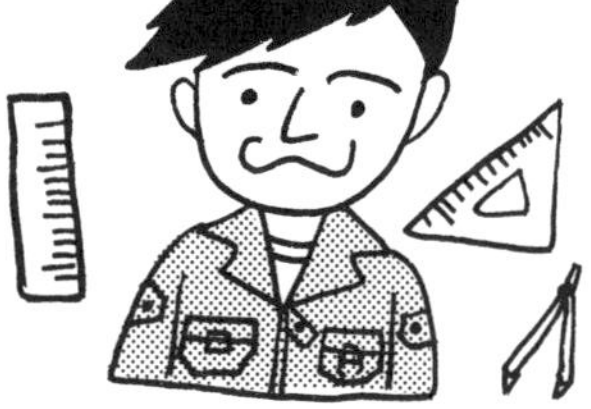

③ 内容によっては趣味や遊びの共通体験をもてる

ヒデマロさんは、スポーツ観戦は好きでも、実際にやるとなると全般的に苦手なほうでした。とくに家族や友人と楽しむスキーやスケート、卓球や水泳などは極端に苦手で、子どもたちに教えることも困難でした（結局、子どもたちには、妹・のんちゃんに教えてもらっていました）。そのため、家族でスポーツをして楽しむといった経験がもてませんでした。

しかし、「温泉に行く」「山菜採り」「園芸」「登山やハイキング」「バッティングセンターに行く」など、あまり人と関わらなくてもよい趣味や遊びについては、好んでおこなっていました。子どもが大きくなっても、共通しておこなえるものを選ぶことが大切なのだと思います。

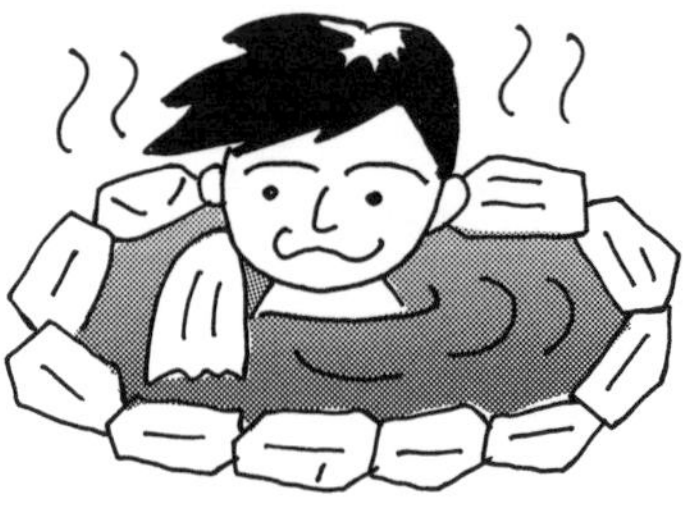

④ 反発したり愚痴をこぼしたりすることなく、家事を分担できる

素直で、言葉も額面どおりに受け取る特性があります。家事の一部を夫に頼んだり、子どもの世話を一時お願いしたときには、普通の家庭だったら、

「なんで、オレがしなきゃならないんだ!?」

という反発や、

「主婦のくせに、オレに家事を頼むんだぜ……」

といった愚痴をよその家で言われることがあってもおかしくないかもしれません。しかし、アスペルガー症候群・受け身型の人とはそういうケンカが起きることはほとんどありません。頼まれたことを、素直に額面どおりに受け取り、疑問を感じることがないからです。

ですから、ヒデマロさんが得意とする掃除や洗濯を頼んだりすると、積極的に引き受けてくれます。とくに、掃除などは、洗剤などに詳しくなるにつれてよい意味でこだわりも生まれ、時間はかかりますが、とてもピカピカにしてくれるようになりました。

しかし、料理や育児など「創造性」や「想像力」を必要とするものは苦手です。ただし、どうしてもサラヨ（私）が出かけなくてはならないときは、いくら育児が苦手でもヒデマロさんに育児を頼んでいかなければなりません。そんなとき、サラヨは一日のスケジュールをメモ用紙に詳しくびっちり書き、困ったときは出先のサラヨに電話するように付け加えて置いていきました。もちろん、時間が変わったり、子どものご機嫌により、ミルクやオムツが不規則になってよくわからなくなったら電話ちょうだい！　とも書きました。

帰宅後、ヒデマロさんに様子を聞くと、

「何もなかったよ」

とだけ、答えました。詳しく問うと、ぴーなは朝、サラヨがミルクを飲ませたあとは一日中寝ていたので、夜の八時まで「何もしなかった」ということがわかりました。

ヒデマロさんはその間、マンガを読んでテレビを観て過ごしており、子どもの面倒をみるのは意外と楽だと思ったそうです。十二時間ほども、日中寝っぱなしで大丈夫なのかな？　とは思わないわけです。

メモに書いたような「困ったことがあったら電話ちょうだい」という書き方では、「困ったことが何もないので連絡しなくてよい」となるわけです。やはり、サラヨから電話をいれるのが適切だと感じたのでした。

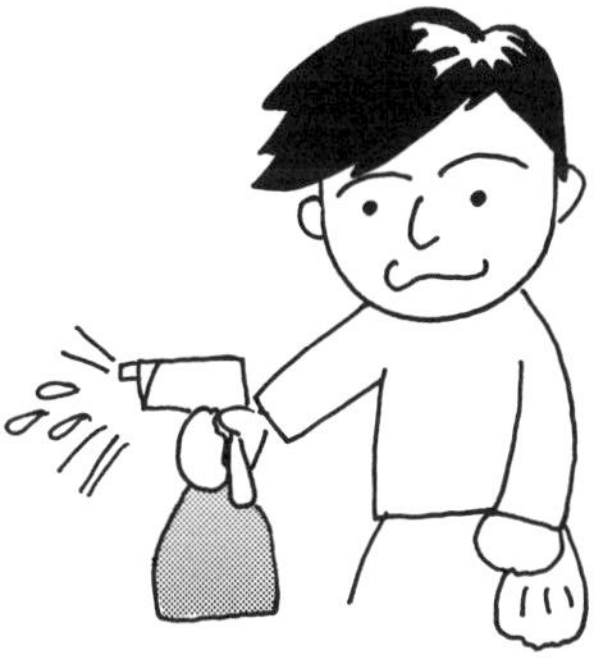

5 平時は平和に過ごせる

子どももサラヨも健康で、引っ越しや大きなイベントがないときには、ヒデマロさんは穏やかで素直で「よい人」です。

それに、感情のキャッチボールはできませんが、誰かと一緒にいたいと思うことはあるようでした。そのため、誕生パーティーなどのイベントは、ヒデマロさんから言い出すことはなくても、サラヨがお膳立てすると、とても楽しそうに過ごしているように感じました。

「みんなで『♪ハッピーバースデイ♪』を歌おう！」

と声をかけると、素直に家族で歌いますし、

「子どもに『おめでとう』って言ってあげてね！」

と声をかけると、とーまくんやぴーなちゃんに、ちゃんと「おめでとう」を言います。

クリスマスには、サラヨが、

「早く帰って来てほしい。予約しておいたケーキを、帰りにお店で受け取ってきてほしいな」

と頼むと、文句ひとつ言わずに、きちんと役割を果たしてくれます。

けれど、家族が成長する過程には、誰かの急な病気や大きなイベントがないとは言い切れません。そのときには、ヒデマロさんは指示がないと何もできないのです。しかし、逆に考えると、指示をしたら、いろいろなことを素直にやってくれるというところがとてもよいところ、と言えるでしょう。

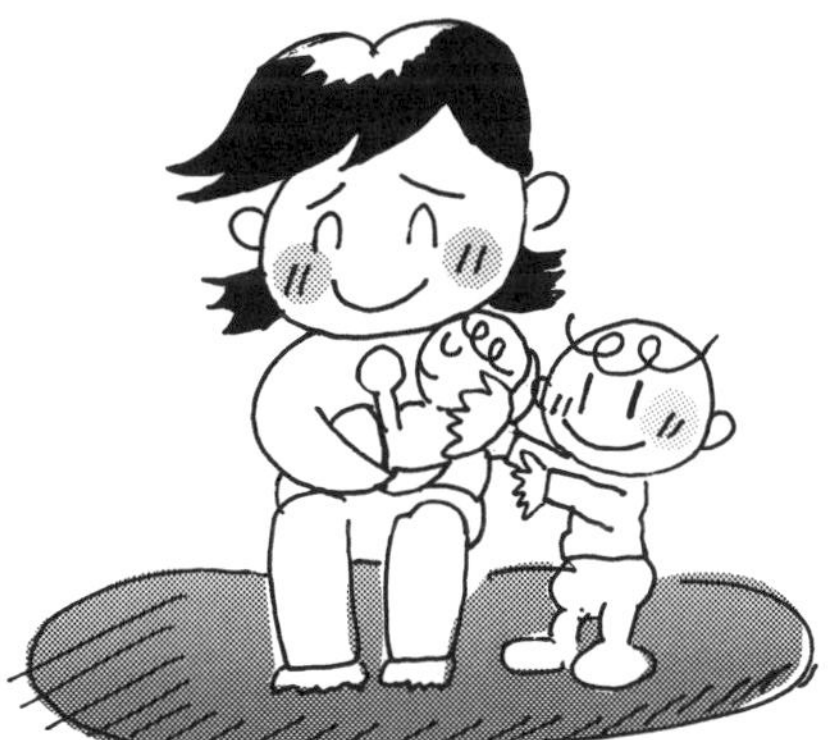

Ⅳ　カサンドラ症候群とは?

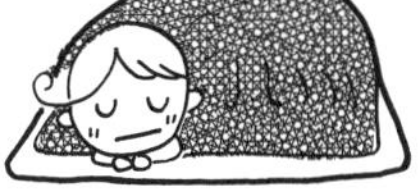

1 カサンドラ症候群とは？

カサンドラ症候群は、「カサンドラ愛情剥奪症候群」ともよばれます。

発達障害をもつ人がパートナーであったり家族であったりすると、感情の交流がもてずに孤独感が膨《ふく》らんでいきます。また、自分が相手のために頑張り続けても報われない毎日が続くので、徐々に心身が疲弊した状態になってしまいます。そのうえ、これらの孤独感や悩みは、発達障害をもつ人自身が「よい人」に見られることが多いこともあり、周囲にはなかなか理解されません。そのため、発達障害をもつ人のパートナーや家族の誰かが、結局は、少しずつ「違和感」や「負担」を積み重ねていくことになります。その積み重なった「違和感」や「負担」が、しだいに心身を疲弊させ、抑うつ状態となってしまうのです。そのような状態になることを「カサンドラ症候群」とよんでいるのです。

また、かえって、その人がいろいろなことができてしまえばしまうほど、症状が現れた頃には危機的状態にあるのも事実です。でも、なぜ、これまで「カサンドラ症候群」はとりあげられることがなかったのでしょうか？

パートナーや、家族の誰かがアスペルガー症候群の場合、パートナーや家族の一員は、相手の不可解で理不尽な態度や言動に、毎日振り回されることになります。でも、不可解で理不尽……というのは、パートナーや家族から見た解釈でしかありません。アスペルガー症候群をもつ本人としては、それらの態度や言動は当たり前のことだったり、もちろん悪いことをしているという意識もなかったり、単なるちょっとしたこだわりだと感じている程度でしかないのだと思います。

ですので、本人が自分で障害かもしれないと思う出来事に直面しない限り、専門の病院やクリニックの受診を勧めても納得しません。アスペルガー症候群の人が変われるきっかけがないのです。しかも、たいていの場合は、アスペルガー症候群の人は一般的に「よい人」が多いだけに、直接関わるパートナーや家族の人たちがつらさを訴えても、なかなか周囲の理解が得られません。そのため、「自分が間違っているのかもしれない……」「自分が頑張るのが当たり前なのかもしれない……」と思い詰めて、カサンドラ症候群に陥ってしまうことになるのです。

もしかしたら、「パートナー（家族）は、アスペルガー症候群かもしれない」「私は、カサンドラ症候群かもしれない」という人は、たくさんいるかもしれません。

あなただけではありません！　自分を責めないでください。そして、自暴自棄にならずにまず生きることを考えましょう！

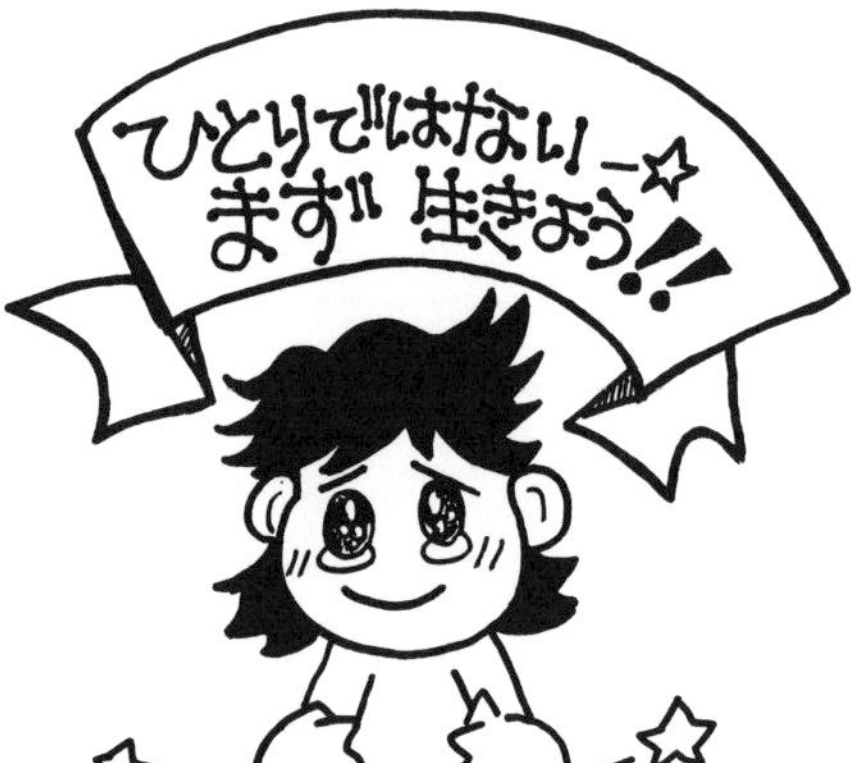

2 カサンドラ症候群に陥りやすい?!チェック

あてはまると思ったら、チェックボックスにチェック☑してみましょう。

- □ ①パートナー（や家族）に心のキャッチボールができない人がいる
- □ ②自分の役割として、しなければならないと思う仕事や作業（家事など）がある
- □ ③パートナー（や家族）に教えたり説明したりするよりは、自分が行動してしまうことが多い
- □ ④パートナー（や家族）のためなら、相手を優先して何かしてあげたいと思う
- □ ⑤パートナーの同僚とのコミュニケーションや、近所付き合いは大切にするほうだ
- □ ⑥生活のなかで、自分の楽しみや喜びを感じる時間を作ることができていない
- □ ⑦眠ったり休んだりするための切り替えをするのが苦手だ
- □ ⑧疲れを感じても、協力してくれる人がいない（相談機関がない）
- □ ⑨食事が不規則になることが多く、体重の増減が頻繁だ

□ ⑩自分の人生計画のなかで、とくに夢や見通しをもつことはない

□ ⑪ささいな出来事でも「自分が間違っているのかもしれない」と感じる

チェックの数が多いと要注意かもしれません。

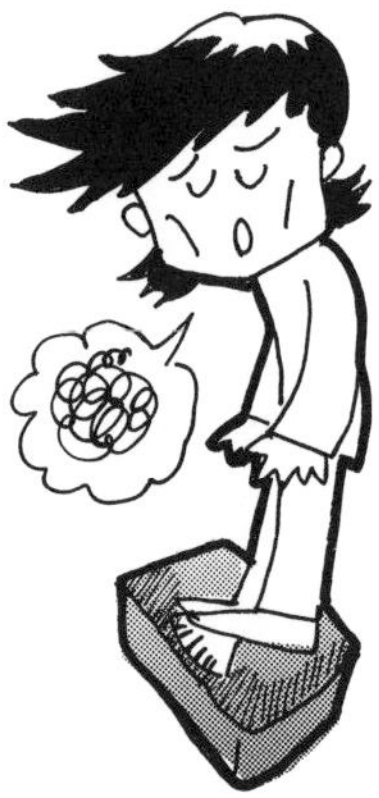

3 カサンドラ症候群に陥ってしまった‼――サラヨの抑うつ体験

ヒデマロさんと感情の交流がもてない日々は続きました。家事や育児について、説明しても教えても伝わらずに、次回には忘れていることもたくさんありました。

そのうちに、サラヨ（私）は「ぴーなの夜泣き」「とーまとの遊びのつきあい」「幼稚園の送り迎え」「お弁当作り」などの「育児」や、日常生活における「家事」がつらくなってきました。

幼稚園の送り迎えの時間が近づいてくると動悸がしてきたり、「とーまを急《せ》かさなくちゃ」「もう家を出なくちゃ」という思いに縛られて苦しくなったりしました。もちろん、子どもの身支度の手伝いすらもできなくなり始めました。

買い物に行っても、品物を買うことはできても、よけいな物や同じ物を大量に買ってしまったり、料理の考えがまとまらなくなってしまったり、結局フロアをぐるぐる廻ってみたりすることが増えてきました。ようやく店まで車を運転していったのに、店に着いたとたん帰りたくなったり動悸がしてきたりすることもありました。

最後には、自分自身の身支度である「化粧」や「髪を整える」、「コンタクトをつける」「着替える」ことも苦になってきました。

その頃には、動悸や息切れ、めまいなどの症状もひどくなり、すぐに泣いたり何事にも億劫《おっくう》になったりと、精神的にも不安定になっていました。

最後には、立っていても座っていても寝ていても不安で、いてもたってもいられない気持ちに駆られるようになってしまいました。サラヨは精神科病棟に看護師として勤務していたこともありました。そのとき「いてもたってもいられない、どうしようもない気持ち」とよく看護の記録で見たり患者さんから聞いたりしましたが、当初は実感が湧きませんでした。でも、いざ、自分がそのような状態になったとき、「これがそうか!」とわかりました。

抑うつ状態に陥ったときのことです。私はヒデマロさんに自分はうつ状態だとうったえて、わかってもらおうともしました。ヒデマロさんは温泉が好きだったので、いつものように、

「ニャンキーも温泉に行こう。そうすれば気晴らしになるんじゃない?」

と、私を誘いました。でもその方法は、本来なら楽しめることも、すでに楽しめなく

なっている状態だったわけですから、逆効果だったと思います。かえって、気心の知れた妹・のんちゃんとのドライブや、病気への理解がある友人との食事などといった気晴らしであれば、少しは症状の進行は抑えられたかもしれません。また、温泉に行くのを自分だけやめて休むという方法もよかったのかもしれません。温泉や家族行事は症状が軽度のうちはリフレッシュになるでしょう。しかし、症状が重くなってくると「結局は自分が面倒をみなくてはならない子どもたち」や「せっかくの家族の思い出を自分が無駄にはしたくない」という思いに振り回され、かえって心身が疲弊してしまうことになるのです。子どもが小さいと、旅行に行ってもその世話がついて回ります。夫婦が協力して子どもの面倒をみながらであれば、旅行は楽しいものになるかもしれませんが、妻にすべての負担がかかると、旅行は苦しい思い出ばかりになってしまいます。

その後、結局私は、妹・のんちゃんからのヒデマロさんへの説得と「ヒデマロ父&母」の協力により、入院して治療をおこなうことができました。

④ カサンドラ症候群に陥る前に

その1　同じような体験者と交流

アスペルガー症候群のパートナーをもつ人のお悩みサイトを見たり、本を読んだりして「自分だけじゃないんだ！」と希望をもつことが大切です。

その2　発達障害に詳しい親友や友人に話す

同級生や、学生時代の恩師など、日常的な付き合いはなくても、親友や友人や頼れる人がいるはずです。なかでも、知識が豊富だったり、経験を積んだベテランさんなどがいれば、相談したり気持ちを吐露したりするとよいです。サラヨは、保健師や看護師の資格を持ち、精神科病棟に勤務したこともあり、頭では理解しているはずなのに、自らが通院していることを恥ずかしくて当時は周りに言えませんでした。薬を飲んでいたときにも、妹・のんちゃんにさえ、最初は言えませんでした。

ましてや育児ママたちには言えませんでした。噂が広まるのが怖くて、隠していました。そのようなとき、保健所に勤めていた保健師の友人に打ち明けると、友人は理解してくれ、たくさんの助言をしてくれたので、「打ち明けてよかった！」と思いました。

その3　相手（配偶者）に期待しない

相手に期待されないということは悲しいことかもしれません。しかし実際には、アスペルガー症候群である相手は期待されずに悲しいかというと、なんとも思っていないことが多いのかもしれません。「育児の大変さを共有して家族としてみんなで成長していくぞ!!」という願いをもつことは、アスペルガー症候群・受け身型である配偶者とは不可能に近いのかもしれません。相手を変えようと意固地にならず、そのままの相手を受け入れることが長続きの秘訣《ひけつ》かもしれません。そのうえで相手に伝えたり教えたりする努力をするとよいでしょう。期待をしすぎると、結局自分自身が疲れてしまいます。ストレスの先にある「うつ病」に陥ることもあります。相手に期待しすぎない、ということは、相手に自分の人生を依存しない、ということにもつながると思います。

5 カサンドラ症候群に陥ってしまったら

対処法小ワザ

その1　専門の病院を受診・相談する

カウンセラー（特に臨床心理士の資格をもつ人）がいると、なおGOODです！　認知行動療法をしている病院や、認定医の先生もいます。自分に合った病院（お医者さん）を探してみるとよいと思います。

私（サラヨ）が最初に受診した病院のT先生は、短い診療時間の中で、いつも希望のもてる言葉を下さいました。T先生の一言がどれほど救ってくれたことでしょう。

例えば、私がどん底になってきたときには、「今、暗闇のトンネルにいる状態。必ず出口の光が見える時が来るから、最後のこと（自ら命を絶つこと）はしてはいけない」と言ってくれました。言われたときは、本当に光が見える時が来るのか、いや、来ない、と思ってばかりでしたが、生きている今、死ななくてよかったと心から思います。

その2　「何もしない」を許す

「自分がしなくても世界は動いていく……」くらいの気持ちで、何もせずひたすら布団にくるまって過ごすのもよしとしましょう。また、眠る以外にも「日中の電話は留守電にする」「来客や宅配に出ない（夕方に、気分がよくなったら不在通知の連絡をする）」「メールの返信は重要なものだけにする」といった、居留守の日（「無」になる日）を作って過ごすのもよいと思います。つまり、何もしない自分を許してあげることが大切なのです。子どもが幼くて休めない人は、思い切って、託児所や保育園※や身近な人にあずけて、ひとりでぼーっとする時間をつくりましょう。

※一時預かりの制度がある保育園も多いです。詳しくは、市町村の母子保健担当窓口に問い合わせてみましょう。また、民間の託児所を利用できるところもあります。

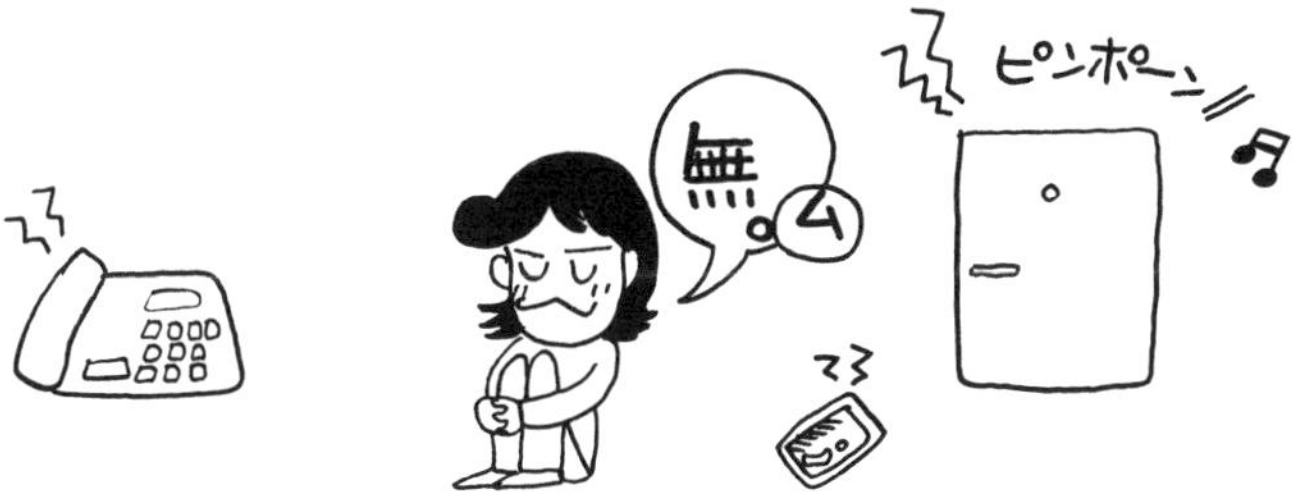

その3　日常から離れてみる

「その2」にも通じるところがありますが、日常のすべてから「離れる」ということも回復につながると思います。

例えば実家がある人は、日常の付き合いや、パートナーからの避難休養の意味で、里帰りするのもよいかと思います。主治医の判断によりますが「入院」することも、そういった日常のすべての不安から一時期避難休養する一つの手立てであるかと思います。

これはNG!!な対処法

薬に依存

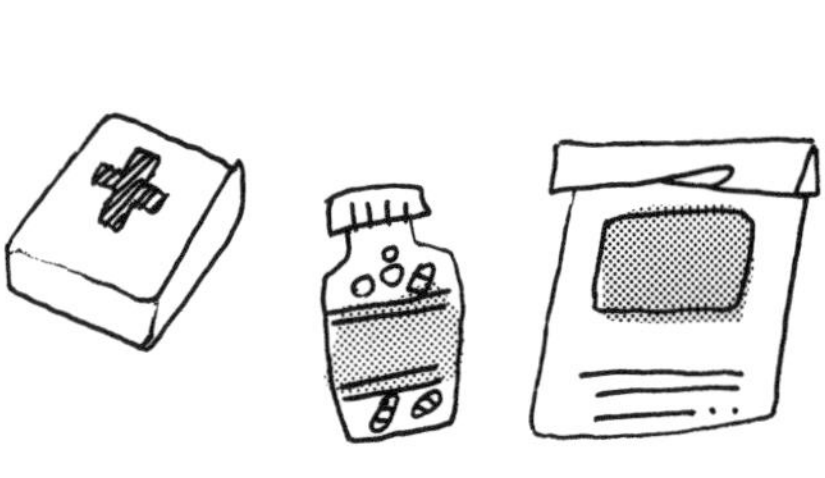

「なんだか不安だから飲んじゃうの……」と、風邪薬や鎮痛剤、吐き気止め、さらには睡眠導入剤などに頼ってしまうのはよくありません。また、薬とお酒を併用するのも危険です。「そんなことにはなるわけない……」と思っている人も多いかもしれませんが、ひ

どくなると、ぽりぽりとおつまみやお菓子のように、薬をかじりだす人もいるのです。

お酒や栄養ドリンクの大量摂取

「眠れない」「不安から逃げたい」という理由でお酒に逃げる人も少なくありません。これは、アルコール依存症になる危険もはらんでいます。また、お酒ではなくても、「無理してでも頑張らなくちゃ！」と気持ちを奮い立たせるために、コーヒーや栄養ドリンクをがぶ飲みするのも要注意です。

過激なダイエットに走る

脳の中での伝達物質を円滑に動かすにはバランスよい栄養が大事です。抑うつ状態になり食欲が落ちたために少し体重が減ったころ、ついでに減量！　と意気込んで栄養サプリメントや補助食品を使って無理なダイエットに走ってしまうと、脳が働かなくなってしまい、ますます抑うつ状態を助長し、悪循環になってしまいます。やはり、バランス良い食事は重要です。

おわりに

アスペルガー症候群のパートナーをもったとき、最終的に「別れる」という選択をするカップルや夫婦も少なくありません。この場合、相手がアスペルガー症候群だと気づいたから別れるということではないと思います。また、相手がアスペルガー症候群だと理解していても、今後を考えたりお互いに努力したりした結果、やはりうまく付き合えないから「別れる」こともあると思います。どの人生にも正解はありません。あなた自身が選んだ道がその時のあなたのベストチョイスなのだと私は思います。

ただ、アスペルガー症候群だということに気づくこともないまま、どちらかが孤独感や不安を感じて別れる決断をするという場合、別れて時間が経ったあとで、「彼（彼女）はアスペルガー症候群だったんだな……だから、うまく気持ちを伝えられなかったんだ。求めてもできないことが多かったんだな……」と気づくこともあると思うのです。

アスペルガー症候群のパートナーをもった場合、相手の特性を理解したうえで、さらに絆を深めて付き合える（好きになる）というケースもあります。事実として、大人になってから、「自分がアスペルガー症候群だということを受け入れること」自体が難しいというやっかいな側面はあるかもしれませんが、自分の特性を知り、そしてパートナーにも理解してもらったうえで付き合うことができれば、お互いによりよい関係の築き方を模索できるはずなのです。

カサンドラ症候群となり、抑うつ状態がひどくなると、外出したり、人と話したり、本を読んだり、日記を書いたりする……ことすらできなくなります（……ということは、この本を読めている人はまだ大丈夫ですネ！）。

本当に症状が進んでしまうと、究極の場合には、自ら死を選んでしまうことだってあります。しかし、現代のカサンドラのみなさんには、たくさんの支援体制があるはずなのです。専門の病院も増え始めていますし、市町村の支援体制も整いつつあります。また、ネットやこの本のように、同じ苦しみを抱える仲間たちで支え合うこともできます。

著者は、離婚してもう六年以上経ちますが、今でも当時の「鬱々《うつうつ》としていた」自分の暗黒時代を思い出すと胸が苦しくなります。また、元看護師（しかも精神科病棟勤務歴あり）の自分がカミングアウトすることは、いろいろな意味で勇気がいります。しかし、

「うつ病」は治る（寛解《かんかい》する）という著者のような例もあることをお伝えすることで、ひとりでも多くの人の元気の素になればと思い、気力をふりしぼって書きました。

どうか、今、苦しんでいる「アスペルガー症候群」のみなさん、「カサンドラ症候群」のみなさん、「もうダメだ」「死んでしまいたい」と感じることもあると思いますが、そんなときは、どうか大切な誰かを思い出してください。そして、その人のために、あと五分、あと一日……と生きてください。そのなかで、あなたのために手を差し伸べている支援に気づいてください。生きていくための方法を見つけてください。

少しでもこの本が、前向きに生きるためのきっかけとなることを、心より願っています。

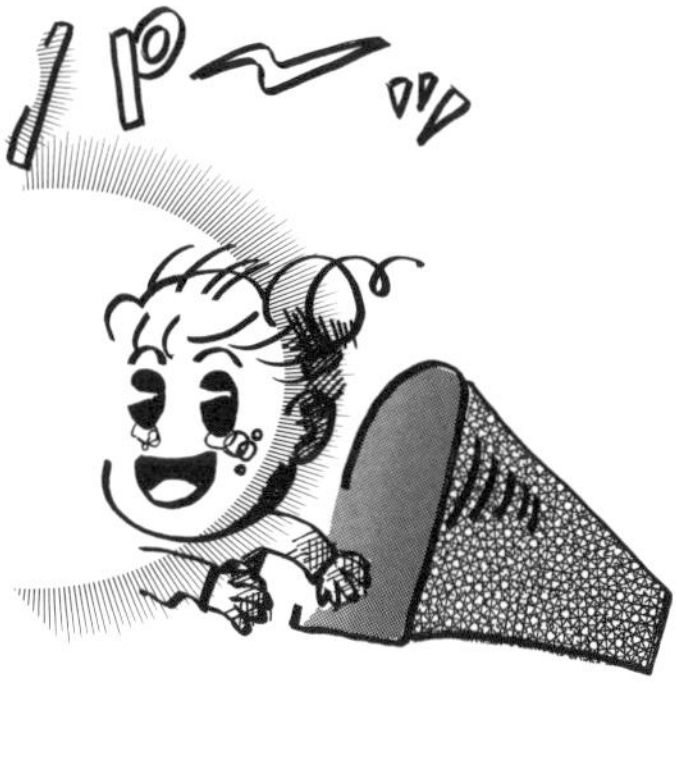

著　者

西城サラヨ（さいじょう　さらよ）

保健所保健師，精神科病棟看護師などの勤務歴有り。アスペルガー症候群（受け身型）の夫ヒデマロさんと結婚。後にカサンドラ症候群となる。二児の母。

マンガでわかるアスペルガー症候群＆カサンドラ愛情剥奪症候群

2014年8月18日　初版第1刷発行

著　者　西城サラヨ

発行者　石澤雄司

発行所　株式会社星和書店

〒168-0074　東京都杉並区上高井戸1-2-5

電話　03（3329）0031（営業部）／03（3329）0033（編集部）

FAX　03（5374）7186（営業部）／03（5374）7185（編集部）

http://www.seiwa-pb.co.jp

ISBN978-4-7911-0882-4